若年性皮膚筋炎 診療の手引き
2018年版

JDM

編集／
厚生労働科学研究費補助金 難治性疾患等政策研究事業 若年性特発性関節炎を主とした小児リウマチ性疾患の診断基準・重症度分類の標準化とエビデンスに基づいたガイドラインの策定に関する研究班
若年性皮膚筋炎分担班

協力／日本小児リウマチ学会, 日本リウマチ学会

謹告

　本書に記載されている診断法・治療法に関しては，発行時点における最新の情報に基づき，正確を期するよう，著者ならびに出版社はそれぞれ最善の努力を払っております．しかし，医学，医療の進歩により，記載された内容が正確かつ完全ではなくなる場合もございます．

　したがって，実際の診断法・治療法で，熟知していない，あるいは汎用されていない新薬をはじめとする医薬品の使用，検査の実施および判読にあたっては，まず医薬品添付文書や機器および試薬の説明書で確認され，また診療技術に関しては十分考慮されたうえで，常に細心の注意を払われるようお願いいたします．

　本書記載の診断法・治療法・医薬品・検査法・疾患への適応などが，その後の医学研究ならびに医療の進歩により本書発行後に変更された場合，その診断法・治療法・医薬品・検査法・疾患への適応などによる不測の事故に対して，著者ならびに出版社はその責を負いかねますのでご了承ください．

序

　若年性皮膚筋炎（juvenile dermatomyositis：JDM）は，自己免疫反応性血管炎を基盤とした小児期の皮膚・筋疾患であり，小児リウマチ性疾患のなかで若年性特発性関節炎，全身性エリテマトーデスに次いで3番目に頻度が高い疾患です．しかし，これまで本疾患の診断・治療について，本書のようにまとめた「診療の手引き」は本邦ではありませんでした．今回，厚生労働科学研究「若年性特発性関節炎を主とした小児リウマチ性疾患の診断基準・重症度分類の標準化とエビデンスに基づいた診療ガイドラインの策定に関する研究」のJDM分担班の班員が協同して本手引き原案を作成し，日本小児リウマチ学会と日本リウマチ学会の協力で完成することができました．

　本疾患では，筋力低下が軽微で皮膚症状のみ認める症例もある一方，筋逸脱酵素の著明な上昇をみる症例や，筋症状を認めず急速進行性間質性肺炎を合併する予後不良な症例もあるため，早期診断およびそれに即した救命治療が現場では必要とされることも少なくありません．また，成人で注目されている筋炎特異的自己抗体が，小児領域でも予後判定において有用であることも明らかになってきています．これらの情報を，本手引きはもれなく記載しているつもりですので，読者のみなさまそれぞれの現場で必携の書物になることを信じてやみません．

　なお，この手引きを使用するにあたり，①本疾患は単一な疾患群ではないため，手引きの診断方法や治療は医師の裁量を制限するものではなく，ときに症例ごとに適切な対応を講じる必要があること，②この手引きは「若年性特発性関節炎 初期診療の手引き2015」（メディカルレビュー社）とは異なり，専門医療を行う際に必要な内容で構成されていることに留意いただきたく思います．診療上のポイントが章ごとに要旨として簡潔にまとめられています．全体を通してみていただければ教科書的な存在として広く読者のみなさまに役立つだろうと確信しています．

2018年3月

厚生労働科学研究費補助金 難治性疾患等政策研究事業 若年性特発性関節炎を主とした小児リウマチ性疾患の診断基準・重症度分類の標準化とエビデンスに基づいたガイドラインの策定に関する研究班
研 究 代 表 者
森　雅亮

本手引きの使用にあたって

　JDMは有病率が小児人口10万人あたり1.7人程度と稀な疾患であり，エビデンスに基づくガイドラインを作成するのに十分なエビデンスがない．また，個々の症例ごとに多彩な病態を呈することから，診断・治療の手引きの作成には豊富な経験をもつ医師によるエキスパートオピニオンが欠かせない要素となる．この状況は海外においても同様で，最近作成された欧州の推奨にもEvidence-basedではなくConsensus-basedという言葉が用いられている．

　本手引きは厚生労働科学研究「若年性特発性関節炎を主とした小児リウマチ性疾患の診断基準・重症度分類の標準化とエビデンスに基づいた診療ガイドラインの策定に関する研究」のJDM分担班において作成された．班員は国内で小児リウマチ性疾患を多く診療している施設に所属する中堅・若手の気鋭の小児リウマチ医を中心に構成されている．

　JDMは急性期の死亡率が他の膠原病に比較して高い一方，数年の治療で治癒に至ることが多い．これはSLEなど他の膠原病との大きな違いであり，早期診断と適切な病態把握，強力な初期治療介入による炎症の早期沈静化と異所性石灰化や関節拘縮などの後遺症への配慮が必要となる．また，本邦における死因の多くは急速進行性間質性肺炎である．これは本邦もしくは東アジア特有の現象であることから，欧米の症例を中心に作成されたガイドラインでは必ずしも本邦の実態にそぐわない．また，同じ自己抗体を有する場合でも成人と小児ではその意味合いに大きな違いがある．したがって本手引きでは成人と小児の異同について極力明記し，成人皮膚筋炎（dermatomyositis：DM）におけるエビデンスや海外のJDMにおけるデータが本邦のJDMに当てはまるかについても意識して記載している．

　このようにJDMの診療には知識と経験を要することから，疑わしい症例はJDM診療の経験が豊富な小児リウマチ専門医の手に委ねられるべきと考える．地域性などからそれが不可能な場合にも専門医と密にコンタクトしながら診療を行うべきである．この点も踏まえて，本手引きは他の小児リウマチ性疾患の手引きと異なり，専門医のリファレンスとしての用途に足る内容にしてある．もちろん皮膚・病理・MRIなどの図は初期診療の現場においてJDMを早期発見するために十分に役立つと思われ，本疾患をこれから学ぼうとする先生方にとっても有益な参考書となると確信している．

　診療の手引きはあくまでも現時点で標準的と考えられる診断と治療の指標を示すに過ぎず，個々の症例における実際の方法は主治医の判断を優先すべきものである．したがって，医療訴訟等に用いられることは本手引き作成の本意ではない．

執筆者代表
小林一郎

目次

- ■ 序 .... 森 雅亮 3
- ■ 本手引きの使用にあたって .... 小林一郎 5
- 略語一覧 8
- 執筆・協力者一覧 12

第1章	概念・疫学	14
第2章	病因・病態生理	16
第3章	診 断	20
第4章	皮膚症状	22
第5章	筋障害とその評価法	28
第6章	臨床検査	34
第7章	筋炎特異的自己抗体	38
第8章	画像診断	44
第9章	筋病理	48
第10章	電気生理学検査	52
第11章	重症度分類	58
第12章	鑑別すべき疾患	62
第13章	治 療	66

- Ⅰ 治療総論 ………………………………………… 66
- Ⅱ グルココルチコイド …………………………… 70
- Ⅲ メトトレキサート ……………………………… 72
- Ⅳ シクロスポリン ………………………………… 74
- Ⅴ タクロリムス …………………………………… 76
- Ⅵ アザチオプリン ………………………………… 78
- Ⅶ ミコフェノール酸モフェチル ………………… 80
- Ⅷ シクロホスファミド静注パルス療法 ………… 83
- Ⅸ 大量免疫グロブリン静注療法 ………………… 86
- Ⅹ リツキシマブ …………………………………… 89
- Ⅺ 血液浄化療法 …………………………………… 92
- Ⅻ 治療の減量・強化 ……………………………… 94
- ⅩⅢ 感染症の管理 …………………………………… 96
- ⅩⅣ 骨粗鬆症 ………………………………………… 98

第14章 特殊な病態と治療 ………………………………… 100
- Ⅰ 間質性肺炎 ……………………………………… 100
- Ⅱ 血液合併症 ……………………………………… 105
- Ⅲ 全身浮腫 ………………………………………… 106
- Ⅳ 異所性石灰化 …………………………………… 107
- Ⅴ リポジストロフィー（脂肪異栄養症）……… 109
- Ⅵ 心病変 …………………………………………… 110
- Ⅶ 消化管病変 ……………………………………… 111
- Ⅷ 関節病変 ………………………………………… 112
- Ⅸ 腎病変 …………………………………………… 114

第15章 日常生活の留意点 ………………………………… 116
- Ⅰ 予防接種 ………………………………………… 116
- Ⅱ リハビリテーション …………………………… 117
- Ⅲ 紫外線予防 ……………………………………… 119

第16章 予後 ………………………………………………… 120

索引 ……………………………………………………… 122

略語一覧

略語	欧文	日本語
AAHS	autoimmune-associated hemophagocytic syndrome	自己免疫関連血球貪食症候群
ADM	amyopathic dermatomyositis	無筋症性皮膚筋炎
ALD	aldolase	アルドラーゼ
ALT	alanine aminotransferase	アラニンアミノ基転移酵素
ANA	anti-nuclear antibody	抗核抗体
ARDS	acute respiratory distress syndrome	急性呼吸窮迫症候群
ARS	aminoacyl-tRNA synthetases	アミノアシルtRNA合成酵素
AST	aspartate aminotransferase	アスパラギン酸アミノ基転移酵素
AZA	azathioprine	アザチオプリン
BAFF	B cell activating factor of the TNF family	
CADM	clinically amyopathic dermatomyositis	臨床的無筋症性皮膚筋炎
CARRA	Childhood Arthritis and Rheumatology Research Alliance	
CHAQ	childhood health assessment questionnaire	小児健康調査票
CK	creatine kinase	クレアチンキナーゼ
CMAS	childhood myositis assessment scale	小児筋炎評価尺度
cN1A	cytosolic 5' nucleotidase 1A	
CPTⅡ	carnitine palmitoyltransferase Ⅱ	カルニチンパルミトイルトランスフェラーゼⅡ
CRD	complex repetitive discharge	複合反復放電
CRP	C reactive protein	C-反応性タンパク
CY	cyclophosphamide	シクロホスファミド
CyA	cyclosporin A	シクロスポリンA
DM	dermatomyositis	皮膚筋炎
DOI	definition of improvement	
DXA	dual-energy X-ray absorptiometry	二重エネルギーX線吸収測定法
ECMO	extracorporeal membrane oxygenation	膜型人工換気
FKBP	FK506 binding protein	FK506結合タンパク
GC	glucocorticoid	グルココルチコイド
Gd	gadolinium	ガドリニウム

略語	欧文	日本語
GR	glucocorticoid receptor	グルココルチコイド受容体
HAQ	health assessment questionnaire	健康調査票
HBV	hepatitis B virus	B型肝炎ウイルス
HCQ	hydroxychloroquine	ヒドロキシクロロキン
HDM	hypomyopathic dermatomyositis	低筋症性皮膚筋炎
HE染色	hematoxylin eosin 染色	ヘマトキシリン・エオジン染色
HFO	high frequency oscillation	高頻度振幅換気
HLA	human leukocyte antigen	ヒト白血球型抗原
HLH	hemophagocytic lymphohistiocytosis	血球貪食性リンパ組織球症
HMGCR	3-hydroxy-3-methylglutaryl-coenzyme A reductase	
HPS	hemophagocytic syndrome	血球貪食症候群
HRCT	high-resolution computed tomography	高分解能CT
ICAM-1	intercellular adhesion molecule-1	
IFN	interferon	インターフェロン
IIM	idiopathic inflammatory myopathy	特発性炎症性筋疾患
IL	interleukin	インターロイキン
ILD	interstitial lung disease	間質性肺疾患
IMACS	International Myositis Assessment & Clinical Studies Group	国際共同筋炎評価・臨床研究グループ
IMNM	immune-mediated necrotizing myopathy	自己免疫介在性壊死性ミオパチー
IP	interstitial pneumonia	間質性肺炎
IP-10	interferon-inducible protein 10	
I-TAC	interferon-inducible T cell α chemoattractant	
IVCY	intravenous cyclophosphamide	シクロホスファミド静注療法
IVIG	intravenous immunoglobulin	免疫グロブリン静注療法
JADM	juvenile amyopathic dermatomyositis	若年性無筋症性皮膚筋炎
JCADM	juvenile clinically amyopathic dermatomyositis	若年性臨床的無筋症性皮膚筋炎
JDM	juvenile dermatomyositis	若年性皮膚筋炎
JHDM	juvenile hypomyopathic dermatomyositis	若年性低筋症性皮膚筋炎

略語一覧

略語	欧文	日本語
JIIM	juvenile idiopathic inflammatory myopathy	若年性特発性炎症性筋疾患
JPM	juvenile polymyositis	若年性多発性筋炎
LDH	lactate dehydrogenase	乳酸デヒドロゲナーゼ
MAC	membrane attack complex	膜攻撃複合体
MAS	macrophage activation syndrome	マクロファージ活性化症候群
MCP	monocyte chemoattractant protein	
MDA5	melanoma differentiation-associated gene5	
MDAAT	the myositis disease activity assessment tool	
MELAS	mitochondrial myopathy, encephalopathy, lactic acidosis, and stroke-like episodes	
MHC	major histocompatibility complex	主要組織適合性複合体
MITAX	myositis intention to treat activity index	
MMF	mycophenolate mofetil	ミコフェノール酸モフェチル
MMT	manual muscle testing	徒手筋力テスト
mPSL	methylprednisolone	メチルプレドニゾロン
MRC	medical research council	
MSA	myositis specific autoantibody	筋炎特異的自己抗体
MTX	methotrexate	メトトレキサート
MUP	motor unit potential	随意運動単位電位
MxA	myxovirus resistance protein A	ミクソウイルス抵抗タンパク質A
MYOACT	myositis disease activity assessment visual analogue scales	
NADH-TR染色	NADH-tetrazolium reductase染色	NADH-テトラゾリウム染色
NF-AT	nuclear factor of activated T cells	活性化T細胞核内因子
NIEHS	National Institute of Environmental Health Science	米国国立環境衛生科学研究所
NXP2	nuclear matrix protein2	
PA-IgG	platelet-associated IgG	
PCP	Pneumocystis pneumonia	ニューモシスチス肺炎
pDC	plasmacytoid dendritic cell	形質細胞様樹状細胞

略語	欧文	日本語
PE	plasma exchange	血漿交換療法
PhyGloVAS	physician global assessment of overall disease activity	
PM	polymyositis	多発性筋炎
PMX-DHP	polymyxin-B direct hemoper fusion	ポリミキシンB直接血液灌流法
PRINTO	Paediatric Rheumatology International Trials Organisation	小児リウマチ国際試験機関
PSL	prednisolone	プレドニゾロン
QOL	quality of life	
RNP	ribonuclear protein	RNA結合性タンパク質
RP-ILD	rapidly progressive interstitial lung disease	急速進行性間質性肺炎
RTX	rituximab	リツキシマブ
SAE	small ubiquitin-like modifier activating enzyme	小ユビキチン様修飾活性酵素
SHARE	Single Hub and Access point for pediatric Rheumatology in Europe	
SIADH	syndrome of inappropriate antidiuretic hormone	抗利尿ホルモン不適合分泌症候群
sIL-2R	soluble IL-2 receptor	可溶性インターロイキン-2受容体
SLE	systemic lupus erythematosus	全身性エリテマトーデス
SP-D	surfactant protein-D	サーファクタントプロテイン-D
SPF	sun protection factor	
SRP	signal recognition particle	
STIR像	short tau inversion recovery像	
TAC	tacrolimus	タクロリムス
TEN	toxic epidermal necrolysis	中毒性表皮壊死融解症
Th17細胞	IL-17-producing helper T cell	IL-17産生性ヘルパーT細胞
Th1細胞	type 1 helper T cell	1型ヘルパーT細胞
TIF1-γ	transcriptional intermediary factor1-γ	
TLR	Toll-like receptor	Toll様受容体
TNF-α	tumor necrosis factor-alpha	腫瘍壊死因子-α
TPMP	thiopurine methyltransferase	チオプリンメチルトランスフェラーゼ
VAS	visual analog scale	
vWF	von Willebrand factor	フォン・ウィルブランド因子

執筆・協力者一覧

編　集

厚生労働科学研究費補助金 難治性疾患等政策研究事業
若年性特発性関節炎を主とした小児リウマチ性疾患の診断基準・重症度分類の標準化とエビデンスに基づいたガイドラインの策定に関する研究班 若年性皮膚筋炎分担班

研究代表者

森　雅亮	東京医科歯科大学大学院医歯学総合研究科生涯免疫難病学講座 教授
	日本小児リウマチ学会 理事長
	日本リウマチ学会小児リウマチ性疾患調査検討小委員会 委員

研究分担者

小林一郎	KKR札幌医療センター小児・アレルギーリウマチセンター長
	日本リウマチ学会小児リウマチ性疾患調査検討小委員会 委員
	北海道大学大学院医学研究院小児科学教室客員 教授

研究協力者（五十音順）

秋岡親司	京都府立医科大学大学院医学研究科小児科学 講師
岩田直美	あいち小児保健医療総合センター感染・免疫科 医長
小林法元	信州大学医学部小児医学教室 准教授
佐藤　智	埼玉県立小児医療センター感染・免疫科 医長
竹崎俊一郎	北海道大学病院小児科 医員
西田　豊	群馬大学大学院医学系研究科小児科 医員
野澤　智	横浜市立大学医学研究科発生成育小児医療学 助教
山崎和子	埼玉医科大学総合医療センター小児科 講師
山﨑雄一	鹿児島大学病院小児診療センター・小児科 助教

執筆協力者

新井　達	聖路加国際病院皮膚科 部長
中瀬古春奈	あいち小児保健医療総合センター感染・免疫科 医長
西野一三	国立精神・神経医療研究センター神経研究所疾病研究第一部 部長
松本拓実	東京医科歯科大学大学院医歯学総合研究科生涯免疫難病学講座

協　力

日本小児リウマチ学会
日本リウマチ学会

監　修

伊藤保彦	日本医科大学大学院医学研究科小児・思春期医学 教授
	日本小児リウマチ学会 前・理事長
	日本リウマチ学会小児リウマチ性疾患調査検討小委員会 委員
武井修治	鹿児島大学 名誉教授
	鹿児島大学大学院医歯学総合研究科発生発達成育学 客員研究員
	日本リウマチ学会小児リウマチ性疾患調査検討小委員会 委員長

若年性皮膚筋炎（JDM）診療の手引き 2018年版

- 第 1 章　概念・疫学
- 第 2 章　病因・病態生理
- 第 3 章　診　断
- 第 4 章　皮膚症状
- 第 5 章　筋障害とその評価法
- 第 6 章　臨床検査
- 第 7 章　筋炎特異的自己抗体
- 第 8 章　画像診断
- 第 9 章　筋病理
- 第10章　電気生理学検査
- 第11章　重症度分類
- 第12章　鑑別すべき疾患
- 第13章　治　療
- 第14章　特殊な病態と治療
- 第15章　日常生活の留意点
- 第16章　予　後

第1章 概念・疫学

> **要旨**
>
> DM・多発性筋炎（polymyositis：PM）は自己免疫を基盤として生じる炎症性筋疾患であり，現在は他の炎症性筋疾患とともに"特発性炎症性筋疾患（idiopathic inflammatory myopathy：IIM）"として包括的に捉えられる傾向にある．本邦における有病率は小児人口10万人当たり1.7人程度で，女児が7割を占める．

1 概念

　DM/PMは自己免疫を基盤として生じる炎症性筋疾患と捉えられる[1,2]．Bohanらは近位筋優位の対称性の炎症性筋炎のうち特徴的な皮膚所見を呈するものをDM，皮疹を欠くものをPMとし，さらに悪性腫瘍に伴うDM，JDMを別のカテゴリーとして分類した[3]．JDMは成人と同様の皮膚所見を呈しながら予後の点で大きく異なることから，これを成人のDMとは別のカテゴリーとしたと考えられる．国際的には18歳未満で発症した際には"小児"ではなく"若年性"を付ける．

　近年は明らかな原因が不明な炎症性筋疾患を包括的にIIMとしている[4]．これは，特に皮膚に限局した無筋症性DM，筋に限局したPM，両者を併せもつ古典的DMを，一連のスペクトラムとして捉えようとするものである[5]．IIMにはDM，PMのほか，封入体筋炎，壊死性筋炎，他の膠原病に合併する筋炎も含まれるが，本手引きでは他の膠原病に合併する筋炎については特に言及しない限りは含めないこととする．若年性IIM（juvenile IIM：JIIM）の大多数はJDMが占めるが，稀に若年性多発性筋炎（juvenile polymyositis：JPM）や壊死性筋炎も報告されている[4]．

1. JDM

　ゴットロン徴候，ゴットロン丘疹などの特徴的な皮疹と筋炎を呈する．こうした古典的臨床像とは異なり，臨床的に筋力低下を伴わない群を（若年性）臨床的無筋症性皮膚筋炎〔(juvenile) clinically amyopathic dermatomyositis：JCADM〕と呼び，以下の2つからなる．

a）（若年性）無筋症性皮膚筋炎
　〔(juvenile) amyopathic dermatomyositis：JADM〕

　臨床病理学的に証明された特徴的な皮疹を呈しながら筋症状も筋炎を示す検査所見も欠く．

b）（若年性）低筋症性皮膚筋炎
　〔(juvenile) hypomyopathic dermatomyositis：JHDM〕

　臨床病理学的に証明された特徴的皮疹と，生化学・画像もしくは生理学的に筋炎の所見を呈しながら，明らかな筋力低下を欠く．

※Gerami & SontheimerらはADM，HDM，CADMを"全身的治療なしに6カ月以上持続する"としているが[6]，間質性肺炎などの合併により治療開始を待てない場合もあり，実際には治療開始前から治療中を通して筋力低下が明らかでない症例に用いられている．

2. JPM

JDMに特徴的な皮疹を欠き，筋炎のみを呈するもの．

3. 封入体筋炎

非対称性筋力低下・筋萎縮が大腿四頭筋や手指・手首屈筋にみられ，組織学的には骨格筋の縁取り空胞と呼ばれる特徴的な組織変化と炎症細胞浸潤を特徴とする．

4. 壊死性筋炎（症）

組織学的に筋線維細胞の壊死・再生像を呈し，炎症細胞浸潤はないか，あっても軽度である．臨床的にはPMとの鑑別は困難であり，筋ジストロフィーとの鑑別が難しい症例もある．

従来，筋障害が緩徐に進行する皮膚筋炎はBrunsting型，筋障害が急速に進行するタイプはBanker型と呼ばれてきた．Banker型は血管炎を背景に各種臓器の血行障害を強くきたすこととが特徴で，非常に稀ではあるが予後不良例として知られている[7]．近年はこうした分類はあまり用いられなくなっている．

筋炎特異的自己抗体（myositis specific autoantibody：MSA）の種類により臨床像に特徴があることも知られ，JIIMの自己抗体による分類も試みられている．

2 疫 学

JDMの発症のピークは5〜10歳で，本邦の1995年の調査では有病率は小児人口10万人当たり1.74人であった[8,9]．2016年に全国の小児科学会教育認定施設519施設を対象にした1次調査では2017年3月31日現在（回収率91.52％）16歳未満のJDM患者数は268名であったことから，小児人口10万人当たりの頻度は約20年前と同様1.7人程度と思われる．国内調査では女児が約70％を占めており[8,9]，海外でも男女比4：6と他の膠原病に比較して男女差は少ないものの，若干女児に多い傾向がある[1]．

文 献

1) Feldman BM, et al：Juvenile dermatomyositis and other idiopathic inflammatory myopathies of childhood. Lancet, 371：2201-2212, 2008
2) 小林一郎：総説 皮膚筋炎—早期診断・早期治療が必要な膠原病—. 日本小児科学会雑誌, 116：499-508, 2012
3) Bohan A & Peter JB：Polymyositis and dermatomyositis. N Engl J Med, 292：344-347, 1975
4) Rider LG & Nistala K：The juvenile idiopathic inflammatory myopathies：pathogenesis, clinical and autoantibody phenotypes, and outcomes. J Intern Med, 280：24-38, 2016
5) 「多発性筋炎・皮膚筋炎ガイドライン」（自己免疫疾患に関する調査研究班，多発性筋炎皮膚筋炎分科会/編），診断と治療社，2015
6) Gerami P, et al：A systemic review of juvenile onset clinically amyopathic dermatomyositis. Br J Dermatol, 157：637-644, 2007
7) Winkelmann RK：Dermatomyositis in childhood. Clin Rheum Dis, 8：353-68, 1982
8) Fujikawa S & Okuni M：A nationwide surveillance study of rheumatic diseases among Japanese children. Acta Paediatr Jpn, 39：242-244, 1997
9) Kobayashi S, et al：Characteristics of juvenile dermatomyositis in Japan. Acta Paediatr Jpn, 39：257-262, 1997

第2章 病因・病態生理

1 病因

要旨

遺伝的要因と感染や紫外線などの環境要因が重なって発症すると考えられる．HLAとの強い相関はみられるが，環境因子に関しては決定的なものはない．

遺伝的要因と感染や紫外線などの環境要因が重なって発症すると考えられる[1-3]．

1. 遺伝的要因

JDMの一卵性双生児例の報告や家族歴に有意に自己免疫疾患，特にSLEと1型糖尿病が多いという報告は遺伝的背景の関与を示唆している[4]．白人ではJDMはHLA-DRB1*0301およびDQA1*0501と関連するという報告があるが，日本人小児ではHLA-DRB1*15021ないしDRB1 locusの近傍に関連する可能性が示唆されている[4-8]．TNF-α-308A/-238A，IL-1α+4845（G>T），IL-1β+3953G，IL-1RA intron，IRF5，MBL，CCL21，PLCL1，BLKなどの遺伝子多型の関与も報告されている[7,9,10]．

2. 環境因子

コクサッキーウイルス，インフルエンザウイルス，A群レンサ球菌，トキソプラズマ，パルボウイルス，B型肝炎ウイルス（HBV），ボレリア，リーシュマニアなどの感染症，予防接種，日光暴露，薬剤投与の先行が誘因として報告されており，環境因子の関与も示唆されているが，決定的なものはない[1]．また母親由来細胞とのキメリズムが末梢血および筋病変部浸潤細胞に証明され，発症に関与している可能性がある[11,12]．

2 病態生理

要旨

JDMは進行性の左右対称性の近位筋力低下と関節伸側・頬部・眼瞼の皮疹を特徴とする自己免疫疾患である．その病態には全身性の炎症性ないし非炎症性血管障害による阻血性変化と血管リモデリング，I型インターフェロン（interferon：IFN）を介した筋細胞のアポトーシスおよび炎症の増幅が関与していると考えられる．炎症にはマクロファージ，T細胞，自己抗体の関与が示唆されている[1-3]．

1. 血管病変

血管壁への免疫グロブリンとmembrane attack complex（MAC：C5b-9）の沈着と血管内皮傷害・血栓形成，およびその結果，支配領域の阻血性変化が生じ，特にJDMにおいては血管障害が強いといわれてきた[13]．しかし，JDM/DMにおいては血管内皮細胞特異的な自己抗体は認められないことから，抗体の関与は疑問視されていた．最近の報告では皮膚筋炎に特徴的とされるperifascicular atrophyはその部位を支配する横断血管および毛細血管の消失を伴っており，これに一致してMACとC1qの沈着がみられるがIgGの沈着はなく，抗体非依存性補体活性化の関与が示唆されている[14]．この報告においてもJDMでは成人DMに比較して微小血管の消失が強いことが示されている．

2. 血管リモデリング

発症2カ月以内のJDM筋組織では血管リモデリング関連遺伝子である平滑筋ミオシン重鎖，clusterin，tenomodulin，PGE receptor4などの発現が低下するのに対し，それ以降ではplexin D1，Akt-3，LPGDSなどとともに増加し，血管障害に引き続いて血管リモデリングが生じていることがわかる[15]．

3. Ⅰ型IFN

形質細胞様樹状細胞（plasmacytoid dendritic cell：pDC）の活性化はⅠ型IFN（IFN-α, β）産生を介して，MxA，IP-10，MCP-1，MCP-2などの上昇，筋細胞におけるMHC ClassⅠ発現の増加を引き起こす[16,17]．モデルマウスでは筋細胞におけるMHC ClassⅠ発現の増加はERストレスとunfolded protein responseを介して自身のアポトーシスを引き起こすことが知られ，JDMにおいても筋細胞のMHC ClassⅠ分子の発現がみられることから類似した機序の関与が考えられている[18-20]．さらにⅠ型IFNはマクロファージ・T細胞・B細胞を活性化させ，筋組織における炎症を増幅すると考えられる．DM/JDMの病変部に浸潤するT細胞は筋周膜近傍の血管周囲へのCD4陽性細胞が主体とされてきたが[21]，近年JDM筋生検組織中のCD4陽性細胞の半数はCD4$^+$CD123$^+$CD83$^+$の成熟pDCであることがわかってきた[22]．このpDCも発症2カ月を過ぎた筋組織内ではBDCA2，DC-LAMPなどの成熟マーカーの発現が亢進する[17]．また，成人DM/PM患者の筋前駆細胞自身もⅠ型IFNを産生する[23,24]．実際に抗IFN-α抗体であるsifalimumabのPhase Ⅰb臨床治験では，臨床的有効性と筋組織内および末梢血中のIFN gene signatureの低下が報告されている[25]．

4. マクロファージ

JDM患者の筋組織中の炎症細胞にはマクロファージが多く含まれる．成人DMにおいては血清IL-18が正常コントロールに比して高値であることが報告されている[26]．これはDMにおいてはマクロファージが活性化しており，IL-18を産生してTh1細胞を活性化することを反映していると考えられる．JDMにおいても活動期には血清ネオプテリンが上昇し，治療により回復すると低下することから，病態にマクロファージが関与していることが示唆される[27]．

5. T細胞

JDM患者の末梢血中には筋細胞や筋抽出物に反応するT細胞が存在し，その標的抗原としてミオシンやheat shock protein 60が報告されている[28,29]．また，JDM患者筋組織内には未成熟から成熟したCD4陽性細胞までがみられること，CD8陽性細胞のT細胞受容体が限られたVβ遺伝子を用いていることなどから抗原特異的T細胞の関与が考えられる[30,31]．成人DMではTh1細胞由来のIFN-γ存在下で，TLR-3

刺激が筋芽細胞自身のⅠ型IFN産生を介してMHC ClassⅠ発現を増強するほか，Th17細胞も筋細胞のMHC ClassⅠ発現を増強することも報告されている[23,24,32]．壊死性筋炎においてもTh1細胞を介した筋細胞障害が示唆されている[33]．活動期に血清中可溶性IL-2受容体（sIL-2R）が高値となるのも疾患活動期にT細胞の活性化を反映していると考えられる[27]．

6．自己抗体

JDMではいくつかの筋炎特異的自己抗体が知られており，約70％の症例でいずれかの自己抗体が陽性になる[1-3]．それぞれ臨床像との相関がみられるが，病態への関与は不明な点も多い[1-3]．このうち，抗Jo-1抗体は *in vitro* で壊死細胞とRNAの存在下にpDCの活性化とⅠ型IFN産生を誘導すること，また同抗体が肺微小血管上皮細胞にICAM-1の発現を誘導することが報告されており，筋炎や間質性肺炎の病態に関与している可能性が示唆されている[34-36]．壊死性筋炎にしばしばみられる抗signal recognition particle（SRP）抗体は補体依存性に培養筋細胞を破壊するという報告もある[37]．これらの自己抗原の多くは細胞質内あるいは核内タンパクであるが，筋炎においてはその発現が増加しており，紫外線による発現増強や，granzyme Bによる分解で新たなエピトープを露出することによって自己抗体に認識されることが示唆されている[38-40]．

文献

1) 「Textbook of Pediatric Rheumatology，7th Edition」(Petty RE, et al eds)，Elsevier，2016
2) Rider LG & Nistala K：The juvenile idiopathic inflammatory myopathies：pathogenesis, clinical and autoantibody phenotypes, and outcomes．J Intern Med，280：24-38，2016
3) 小林一郎：総説 皮膚筋炎—早期診断・早期治療が必要な膠原病—．日本小児科学会雑誌，116：499-508，2012
4) Niewold TB, et al：Familial aggregation of autoimmune disease in juvenile dermatomyositis．Pediatrics，127：e1239-e1246，2011
5) Arnett FC, et al：Interrelationship of major histocompatibility complex class II alleles and autoantibodies in four ethnic groups with various forms of myositis．Arthritis Rheum，39：1507-1518，1996
6) O'Hanlon TP, et al：HLA-A, -B, -DRB1 and -DQA1 allelic profiles for the idiopathic inflammatory myopathies：Distinct immunogenetic risk and protective factors distinguish European American patients with different myositis autoantibodies．Medicine，85：111-127，2006
7) Miller FW, et al：Genome-wide association study of dermatomyositis reveals genetic overlap with other autoimmune disorders．Arthritis Rheum，65：3239-3247，2013
8) Tomono N, et al：HLA-DRB1*15021 is the predominant allele in Japanese patients with juvenile dermatomyositis．J Rheumato，31：1847-1850，2004
9) Pachman LM, et al：TNFalpha-308A allele in juvenile dermatomyositis：association with increased production of tumor necrosis factor alpha, disease duration, and pathologic calcifications．Arthritis Rheum，43：2368-2377，2000
10) Mamyrova G, et al：Cytokine gene polymorphisms as risk and severity factors for juvenile dermatomyositis．Arthritis Rheum，58：3941-3950，2008
11) Artlett CM, et al：Chimeric cells of maternal origin in juvenile idiopathic inflammatory myopathies．Lancet，356：2155-2156，2000
12) Reed AM, et al：Chimerism in children with juvenile dermatomyositis．Lancet，356：2156-2157，2000
13) Whitaker JN & Engel WK：Vascular deposits of immunoglobulin and complement in idiopathic inflammatory myopathy．N Engl J Med，286：333-338，1972
14) Lahoria R, et al：Microvascular alterations and the role of complement in dermatomyositis．Brain，139：1891-903，2016
15) Chen YW, et al：Duration of chronic inflammation alters gene expression in muscle from untreated girls with juvenile dermatomyositis．BMC Immunol，9：43，2008
16) Niewold TB, et al：Elevated serum interferon-alpha activity in juvenile dermatomyositis．Arthritis Rheum，60：1815-1824，2009
17) O'Connor KA, et al：MxA gene expression in juvenile dermatomyositis peripheral blood mononuclear cells：association with muscle involvement．Clin Immunol，120：319-325，2006
18) Nagaraju K, et al：Activation of the endoplasmic reticulum stress response in autoimmune myositis：potential role in muscle fiber damage and dysfunction．Arthritis Rheum，52：1824-1835，2005
19) Nagaraju K, et al：Conditional up-regulation of MHC class I in skeletal muscle leads to self-sustaining autoimmune myositis and myositis-specific autoantibodies．Proc Natl Acad Sci U S A，97：9209-14，2000
20) Li CK, et al：MHC Class I overexpression on muscles in early juvenile dermatomyositis．J Rheumatol，31：605-609，2004
21) Arahata K & Engel AG：Monoclonal antibody analysis of mononuclear cells in myopathies．I：Quantitation of subsets according to diagnosis and sites of accumulation and demonstration and counts of muscle fibers invaded by T cells．Ann Neurol，16：193-208，1984
22) Lopez de Padilla CM, et al：Plasmacytoid dendritic cells in inflamed muscle of patients with juvenile dermatomyositis．Arthritis Rheum，56：1658-1668，2007

23) Tournadre A, et al：Expression of Toll-like receptor 3 and Toll-like receptor 7 in muscle is characteristic of inflammatory myopathy and is differentially regulated by Th1 and Th17 cytokines. Arthritis Rheum, 62：2144-51, 2010

24) Tournadre A, et al：Immature muscle precursors are a source of interferon-β in myositis：role of Toll-like receptor 3 activation and contribution to HLA class I up-regulation. Arthritis Rheum, 64：533-541, 2012

25) Higgs BW, et al：A phase 1b clinical trial evaluating sifalimumab, an anti-IFN-α monoclonal antibody, shows target neutralisation of a type I IFN signature in blood of dermatomyositis and polymyositis patients. Ann Rheum Dis, 73：256-262, 2014

26) Tucci M, et al：Interleukin-18 overexpression as a hallmark of the activity of autoimmune inflammatory myopathies. Clin Exp Immunol, 146：21-31, 2006

27) Kobayashi I, et al：Elevated serum levels of soluble interleukin 2 receptor in juvenile dermatomyositis. Pediatr Int, 43：109-111, 2001

28) Massa M, et al：Self epitopes shared between human skeletal myosin and Streptococcus pyogenes M5 protein are targets of immune responses in active juvenile dermatomyositis. Arthritis Rheum, 46：3015-3025, 2002

29) Elst EF, et al：Hsp60 in inflamed muscle tissue is the target of regulatory autoreactive T cells in patients with juvenile dermatomyositis. Arthritis Rheum, 58：547-555, 2008

30) Mizuno K, et al：Oligoclonal expansion of circulating and tissue-infiltrating CD8+ T Cells with killer/effector phenotypes in juvenile dermatomyositis syndrome. Clin Exp Immunol, 137：187-194, 2004

31) Khanna S & Reed AM：Immunopathogenesis of juvenile dermatomyositis. Muscle Nerve, 41：581-592, 2010

32) Bilgic H, et al：IL-6 and IFN-regulated genes and chemokines mark disease activity in dermatomyositis. Arthritis Rheum, 60：3436-3446, 2009

33) Preuße C, et al：Immune-mediated necrotizing myopathy is characterized by a specific Th1-M1 polarized immune profile. Am J Pathol, 181：2161-2171, 2012

34) Eloranta ML, et al：A possible mechanism for endogenous activation of the type I interferon system in myositis patients with anti-Jo-1 or anti-Ro 52/anti-Ro 60 autoantibodies. Arthritis Rheum, 56：3112-3124, 2007

35) Barbasso Helmers S, et al：Sera from anti-Jo-1-positive patients with polymyositis and interstitial lung disease induce expression of intercellular adhesion molecule 1 in human lung endothelial cells. Arthritis Rheum, 60：2524-2530, 2009

36) Oppenheim JJ, et al：Autoantigens act as tissue-specific chemoattractants. J. Leukoc Biol, 77：854-861, 2005

37) Rojana-udomsart A, et al：Complement-mediated muscle cell lysis：a possible mechanism of myonecrosis in anti-SRP associated necrotizing myopathy (ASANM). J Neuroimmunol, 264：65-70, 2013

38) Burd CJ, et al：UV radiation regulates Mi-2 through protein translation and stability. J Biol Chem, 283：34976-34982, 2008

39) Casciola-Rosen L, et al：Enhanced autoantigen expression in regenerating muscle cells in idiopathic inflammatory myopathy. J Exp Med, 201：591-601, 2005

40) Casciola-Rosen L, et al：Cleavage by granzyme B is strongly predictive of autoantigen status：implications for initiation of autoimmunity. J Exp Med, 190：815-826, 1999

第3章 診断

> **要旨**
>
> 小児慢性特定疾病事業における診断の手引きに基づいて，皮疹，筋力低下，筋原性酵素上昇，MRI，生検所見などから診断する．近年，筋炎特異的自己抗体の有用性が明らかとなり，いくつかの抗体が保険収載されている．

経験のある医師にとって典型的な皮疹を呈する症例の診断は難しくないが（第4章「皮膚症状」p.22参照），多くの小児科医に診療経験がないことがしばしば診断の遅れに繋がっている．また，乳幼児期における筋力低下の客観的評価はしばしば困難であり，一方，幼少期より筋力低下が進行する場合には発達障害や筋ジストロフィーと誤診され，治療開始が大幅に遅れることもしばしば経験される（第5章「筋障害とその評価法」p.28，第12章「鑑別すべき疾患」p.62参照）．

Bohanらによる診断基準はその疾患概念を規定するものとして現在も重要であるが，検査法の進歩などによって，より現状に即した基準が必要とされてきた[1]．従来小児においても1992年の特定疾患認定基準が用いられてきたが，疼痛を伴う筋電図がJDMの診断では実際にはほとんど用いられていないこと，ADMの診断ができないことなどの問題点があった[2]．一方，本邦ではMRIが普及しており，その有用性も確立されている（第8章「画像診断」p.44参照）．さらに今後のMSA測定の普及を念頭に，小児慢性特定疾病事業における診断の手引きを作成した（表）[3]．実際に本基準作成後に抗amino-acyl-tRNA synthetases（ARS）抗体，抗melanoma differentiation-associated gene5（MDA5）抗体，抗transcriptional intermediary factor1-γ（TIF1-γ）抗体，抗Mi-2抗体などが保険収載された（第7章「筋炎特異的自己抗体」p.38参照）．

一方，これらの改訂点や，ゴットロン徴候とゴットロン丘疹を分けていないなど，同時期に改訂された成人の指定難病診断基準（2015）[4]との乖離もあり，両者の整合性について今後検討が必要である．さらに，現在国際的な分類基準作成が進んでおり，その基準との整合性や有用性を検討のうえ，今後改定を行う必要がある．

文献

1) Bohan A & Peter JB：Polymyositis and dermatomyositis. N Engl J Med, 292：344-347，1975
2) 皮膚筋炎多発性筋炎の改訂診断基準．厚生省特定疾患自己免疫疾患調査研究班 平成4年度報告書，25，1993
3) 皮膚筋炎/多発性筋炎 診断の手引き．小児慢性特定疾病情報センター［http://www.shouman.jp/instructions/6_1_3/］
4) 厚生労働省指定難病診断基準，50皮膚筋炎/多発性筋炎［http://www.mhlw.go.jp/stf/seisakunitsuite/bunya/0000062437.html］

表 小児慢性特定疾病事業における診断の手引き（2018年現在）

①皮膚症状

a) ヘリオトロープ疹：両側または片側の眼瞼部の紫紅色浮腫性紅斑
b) ゴットロン徴候：手指関節背面の角質増殖や皮膚萎縮を伴う紫紅色紅斑
c) 四肢伸側の紅斑：肘，膝関節などの背面の軽度隆起性の紫紅色紅斑[*1]
d) 皮膚生検で皮膚筋炎に一致する所見[*2]

②筋症状

上肢または下肢の近位筋の筋力低下[*3]

③画像診断

MRIで筋炎を示す所見がある：T2強調/脂肪抑制画像で高信号，T1強調画像で正常信号

④生化学的検査

血清中筋原性酵素（クレアチンキナーゼまたはアルドラーゼ）の上昇

⑤免疫学的検査

筋炎特異的自己抗体陽性[*4]

⑥病理組織学的検査

筋生検で筋炎の病理所見（筋線維の変性および細胞浸潤）

診断基準

A. ①の皮膚症状のa)〜c)の1項目以上と筋症状(②)に加え経過中に③〜⑥の項目中2項目以上を満たすものを古典的DMとする．
B. 典型的皮膚症状a)〜c)の1項目以上を満たす場合，筋症状(②)がなくても検査上筋炎を示す所見(③〜⑥)の1項目以上を満たせばHDMと診断する．
C. 典型的皮膚症状a)〜c)の1項目以上を満たし，皮膚生検でDMに一致する病理学的所見(d)がある場合，筋炎を示す所見(②〜⑥)がなくてもADMと診断する．
D. 皮膚症状(①)を欠き，②〜⑥の項目中3項目以上を満たせばPMと診断する．

除外項目

感染による筋炎，好酸球性筋炎などの非感染性筋炎，中条・西村症候群などの類似した皮疹を伴う自己炎症性疾患，薬剤誘発性ミオパチー，内分泌異常・先天代謝異常に伴うミオパチー，電解質異常に伴う筋症状，筋ジストロフィーその他の先天性筋疾患，中枢性ないし末梢神経障害に伴う筋力低下，乾癬，湿疹，アレルギーなど他に明らかな原因があるもの．

参考条項

以下の症状や合併症をもつ患者においては基礎疾患としてJDMを考慮する必要がある．
① 皮膚所見：爪周囲紅斑，前頸部〜上胸部紅斑（V-sign），肩〜上背部紅斑（ショール徴候），皮膚潰瘍，レイノー症状
② 筋炎所見：筋痛・筋把握痛
③ 呼吸器：間質性肺炎（進行例では乾性咳嗽・労作時呼吸困難），呼吸筋力低下，鼻声
④ 消化器：嚥下困難，消化管潰瘍・出血
⑤ 心電図異常（ブロック，期外収縮，ST-T変化など）・心筋障害・心膜炎
⑥ 非破壊性関節炎
⑦ 発熱，全身倦怠，体重減少，易疲労感などの非特異的症状がしばしばみられ，稀に全身性浮腫を呈することがある
⑧ 爪床部の毛細血管消失・拡張・ループ形成は特異性はないがしばしば認められる
⑨ 石灰化（皮膚・皮下組織，筋・筋膜，骨・関節部）

*1：潰瘍性病変や二次感染を伴う場合は皮疹が修飾されるため注意を要する．
*2：角質増加，基底角化細胞の空胞化，メラニン沈着，血管周囲リンパ球浸潤，真皮の浮腫増加，ムチン沈着，表皮肥厚もしくは表皮萎縮などがみられるが，皮膚病理所見のみでは若年性皮膚筋炎とSLEの鑑別は困難なことが多いため，単独では皮膚所見として採用しない．
*3：筋力低下はそれまで可能であった運動（階段昇降，鉄棒など）ができなくなった，つまずきやすいなどの軽度のものから座位からの起立不能，寝返り不能などの高度のものまである．
*4：本基準改定時点で測定可能な筋炎特異的自己抗体は抗Jo-1抗体のみであったが，現在は抗ARS抗体，抗MDA5抗体，抗Mi-2抗体，抗TIF1-γ抗体などが保険収載されており，その他も一部施設での測定が可能である．陽性時には診断価値は高く，今後一般的な検査として実施可能となると予想される．

第4章 皮膚症状

要旨

ヘリオトロープ疹，ゴットロン丘疹，肘頭や膝蓋部などの関節伸側部位にみられる角化性紅斑（ゴットロン徴候）などの皮膚症状は成人と共通してみられ，血管炎の強いタイプでは肘頭や手指MP関節部に潰瘍を形成する．異所性石灰沈着に代表されるようなJDMに明らかに多くみられる皮疹もある．

1 ヘリオトロープ疹（図1）

DMにみられる代表的な皮膚症状の1つであり，上眼瞼の紫紅色浮腫性紅斑である．白人では花のヘリオトロープに色調が類似していることから，この皮疹名が用いられている．ヘリオトロープ疹はDMの疾患活動性が高いときに出現し，改善とともに消退する傾向が強い．日本人ではヘリオトロープの花とは色調が大幅に異なっており，軽度に紫色を帯びた暗赤色調の浮腫性紅斑のことが多い．

2 ゴットロン丘疹（図2），ゴットロン徴候（図3）

ヘリオトロープ疹とともにDMの代表的な皮膚症状であり，指関節背面〔ゴットロン（Gottron）丘疹〕や肘頭，膝蓋部〔ゴットロン徴候（Gottron's sign）〕の角化性紅斑を示す．ゴットロン丘疹の典型例は指関節背面にみられる半米粒大の中央が萎縮した角化性の丘疹であり，それらが集簇して敷石状を呈することが特徴である（図2）．小児ではDIP関節，PIP関節，MP関節のすべての指関節背面に皮疹がみられることが多く[1]，診断価値の高い皮膚症状である[1,2]．ヘリオトロープ疹と同様に，病勢と相関して出没する傾向があるが，病勢がある程度鎮静化した後も，ゴットロン丘疹が部分的に残存する症例は少なくない．一方，ゴットロン徴候は肘頭や膝蓋部の軽度角化性暗紫赤色紅斑であり，指関節背面とは異なって丘疹を呈することは稀であり，大多数では軽度の角質増生を伴う紅斑が主体である（図3）．

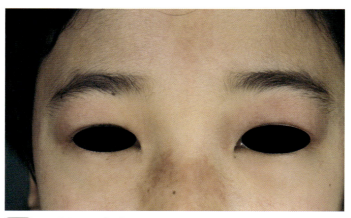

図1 ヘリオトロープ紅斑

3 逆ゴットロン徴候（Inverse Gottron's sign）（図4）

　ゴットロン丘疹とは対照的に指関節屈側にみられる紅斑である．ゴットロン丘疹にみられるような萎縮性角化性丘疹とは異なって，小豆大の浸潤を伴う紅斑が主体となることが多い．成人例では急速進行性間質性肺炎合併DMに高率にみられる皮膚症状であるが，小児では間質性肺炎非合併例でもみられる症例が多いので[3,4]，その意義は今後の検討を必要とする．

4 メカニクスハンド（図5）

　メカニクスハンドとは，指腹に限局した手荒れ様の発疹とともに手指側縁のタコをおもわせる（鉄棒豆様と称される）角化性の丘疹が島嶼状に配列してみられることをいう．機械工にみられる発疹に類似するため，mechanic's handと呼ばれる[5]．成人では逆ゴットロン徴候とともに間質性肺炎合併例に多い皮膚症状である[6]．小児では，メカニクスハンドと間質性肺炎の関連について検討された報告はほとんどなく[7]，逆ゴットロン徴候と同様に，今後の検討が必要である．

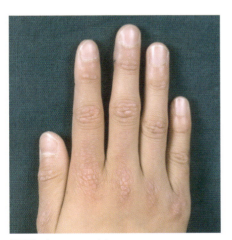

図2　ゴットロン丘疹

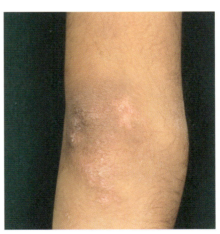

図3　ゴットロン徴候

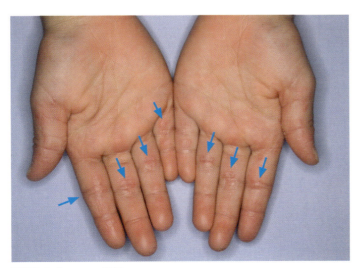

図4　逆ゴットロン徴候

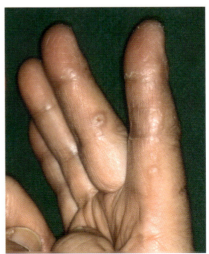

図5　メカニクスハンド（成人例）

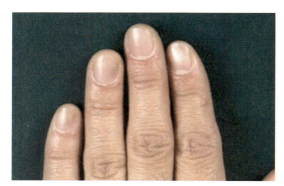

図6 爪囲紅斑

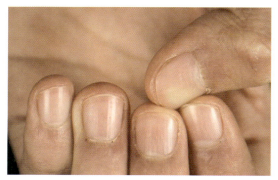

図7 爪上皮延長と点状出血

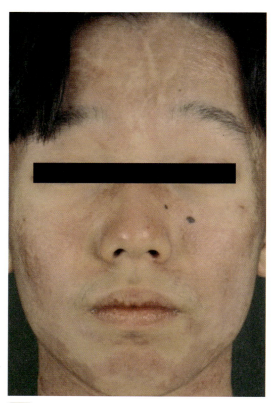

図8 蝶形紅斑

5 爪囲紅斑（図6），爪上皮の延長と点状出血（図7）

　爪囲紅斑とは近位爪郭部を縁取るようにみられる紅斑であり，SLEなどでもみられる膠原病の存在を疑う重要な皮疹である（図6）．JDMではヘリオトロープ疹やゴットロン丘疹よりも，初発症状としてみられる頻度の高い重要なサインであると報告されている[8]．一方，爪上皮の延長と点状出血はDMと強皮症にみられる特徴的な皮疹であり，診断価値は高い（図7）．臨床的には，いわゆる爪の甘皮が伸びて，甘皮の部分に褐色の出血点が多発する．DMでは甘皮がささくれ状に角化することが多いことが特徴である．

6 蝶形紅斑（図8）

　蝶形紅斑とは鼻根部をまたいで両頬部に拡がる暗赤色紅斑である．SLEの代表的な皮膚症状として有名であるが，JDMでも初発症状として重要な皮膚症状である[4]．DMでは組織学的にムチン沈着を呈することが特徴であるため，暗赤色調を呈するが，SLEの蝶形紅斑では鮮紅色調を呈することが相違点である．

7 顔面，特に前額部の紅斑（図9）

　DM患者では，典型的な蝶形紅斑ではないが，顔面全体に紅斑のみられる例が多い．特に前額部の暗赤色紅斑では褐色の色素沈着も伴って特徴的な臨床像を呈する（図9）．また，頬部に爪甲大までの暗赤色紅斑を伴うことも稀ではない．筋症状の乏しい例ではアトピー性皮膚炎との鑑別が重要であり，手の所見（ゴットロン丘疹など）の有無を含めて，総合的に判断することが重要である．

8 鞭打ち様紅斑（掻破性皮膚炎様紅斑）（図10）

　あたかも鞭で打たれたかのような線状の紅斑が特徴であり，背部に好発する．かゆみを訴え

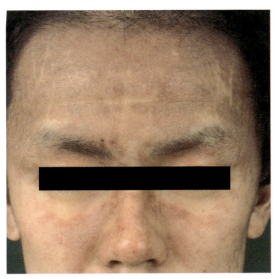

図9 前額部の色素沈着を伴う顔面の紅斑

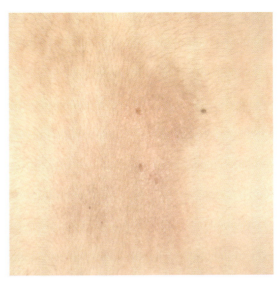

図10 鞭打ち様紅斑

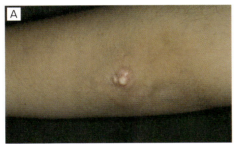

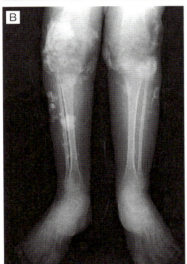
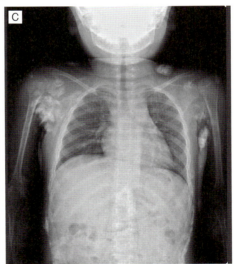

図11 異所性石灰沈着
A：肘部の臨床像，B：下肢X線，C：体幹部X線
（B，Cは北海道大学医学部小児科提供）

る例もあるが，なかにはかゆみを訴えない例もある．海外ではflagellate erythema（鞭打ち様紅斑），本邦ではscratch dermatitis（搔破性皮膚炎）様紅斑と呼ばれるが，同義語である．成人DMでは高率にみられる皮膚症状であり，悪性腫瘍合併例に多い皮膚症状であるが[9]，小児例でみられる頻度は低い[4,10]．

9 異所性石灰沈着（図11）

成人DMと比較して，JDMに多い皮膚症状

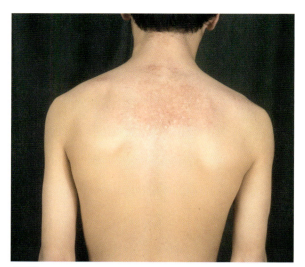

図12 ポイキロデルマ

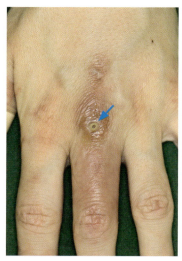

図13 皮膚筋炎にみられた皮膚潰瘍（成人例）

である．異所性石灰沈着はJDMの30〜70％にみられるといわれているが，その原因は明らかではない[11]．異所性石灰沈着は，診断が遅れて治療開始の遅れた症例，病状の遷延している症例，心病変を伴う症例に多い，などの特徴がある[11]．また，発症後1年以降に出現する例がほとんどである．異所性石灰沈着はどの部位にも生じうるが，四肢に好発する傾向があり，沈着部位は皮下や筋肉内などさまざまである．

10 ポイキロデルマ（多形皮膚萎縮）（図12）

色素沈着，色素脱失，毛細血管拡張，皮膚萎縮が同一局面内に混在した皮膚症状である．長期間診断がつかなかった症例（未治療例），もしくは難治のため，皮膚症状が遷延した症例にみられる慢性期の皮膚症状であり，治療により皮膚症状が改善することはない．しばしばDMにみられる広範囲の紅斑を多形皮膚萎縮と誤って記載していることが多いので，注意が必要である．皮疹はどの部位にも生じうるが，背部に好発することが多い．

11 穿掘性潰瘍（図13）

潰瘍の大きさは小型であるが，真皮から皮下組織において穿掘性に潰瘍が拡大し，大きな死腔を形成するものをいう．肘頭部，手指のMP関節部に生じることが多く，以前から血管炎との関連が示唆されている難治性の皮疹である．この発疹は抗MDA-5抗体陽性例に多くみられる皮膚症状であるため，積極的な全身療法を必要とする．皮膚潰瘍は外用療法で上皮化することもあるが，しばしば外科的治療が必要になる．

12 その他の皮膚症状（V徴候，ホルスター徴候，ショール徴候）

前述のごとく，DMでは暗紫赤色の紅斑が広範囲にみられることが特徴である．皮疹の部位によってV徴候（前胸部），ショール徴候（両肩部），ホルスター徴候（殿部から大腿外側）などの特徴的所見がある．いずれも原病の治療と並行して改善する例が多い．

文 献

1) 新井 達：Gottron 徴候．皮病診療，26：1369-1374，2004
2) 秋葉 靖，他：若年性皮膚筋炎の早期診断には Gottron 徴候が有用である．日本小児皮会誌，33：221-226，2014
3) Quinter SD, et al：Inverse Gottron's papules：An unusual cutaneous manifestation of juvenile dermatomyositis. Pediatr Dermatol, 29：641-644, 2012
4) 新井 達，他：当科で経験した小児皮膚筋炎21例の臨床的検討．日本小児皮会誌，32：231-238，2013
5) Stahl NI, et al：A cutaneous lesion associated with myositis. Ann Inter Med, 91：577-579, 1979
6) Matsushita T, et al：Clinical evaluation of anti-aminoacyl tRNA synthetase antibodies in Japanese patients with dermatomyositis. J Rheumatol, 34：1012-1018, 2007
7) Yokoyama T, et al：Accumulation of mature B cells in the inflamed muscle tissue of a patient with anti-155/140 antibody-positive juvenile dermatomyositis. Modern Rheumatol, 23：167-171, 2013
8) Peloro TM, et al：Juvenile dermatomyositis：A retrospective review of a 30-year experience. J Am Acad Dermatol, 45：28-34, 2001
9) Kaji K, et al：Identification of a novel autoantibody reactive with 155 and 140 kDa nuclear proteins in patients with dermatomyositis：an association with malignancy. Rheumatology, 46：25-28, 2007
10) Paradoni A, et al：Dermatomyositis in 132 patients with different clinical subtypes：cutaneous signs, constitutional symptoms and circulating antibodies. Acta Derm Venereol, 82：48-51, 2002
11) Saini I, et al：Calcinosis in juvenile dermatomyositis：frequency, risk factors and outcome. Rheumatol Int, 36：961-965, 2016

第5章 筋障害とその評価法

要旨

JDMの筋障害は，肢帯筋，体幹筋のみならず咽喉頭部の筋群など広範囲に筋力低下とそれによる機能障害の形であらわれる．対称性であり，臥床からの起立や座位保持が難しくなることに加え，嚥下困難や誤嚥，発声障害などを認める．障害の進行は緩徐で，潜行性で気づかれず進む．それまで可能であった運動（階段昇降，鉄棒など）ができなくなった，つまずきやすいなど軽微な症状で受診する例も多い．

身体所見では，近位筋の筋萎縮が目立つも深部腱反射が保たれていることが特徴的である．筋力低下は，起立テストやトレンデレンブルグテスト，徒手筋力テスト（manual muscle testing：MMT）で評価されることが多く，特にMMT8は活動性の指標として有用である．また身体機能の面から疾患活動性をより的確に反映することを目的に，小児筋炎評価尺度（childhood myositis assessment scale：CMAS）が提唱されている．これらは，疾患活動性，筋障害，患者申告アウトカムにかかわる種々の指標とともに国際共同筋炎評価・臨床研究グループ（International Myositis Assessment & Clinical Studies Group：IMACS）によるCore Set Measuresに含まれ，汎用されている．

筋障害は，JIIMの根幹を成す病態である[1]．血管障害が基礎となることが多いため，成人のIIMとはやや異なった臨床症状を示す[2]．ここでは，JIIMの大多数を占めるJDMから得られた知見を中心に，JIIMの筋障害に関する臨床的特徴，鑑別診断における筋症状のポイント，評価法について概説する．またJDMには，HDMあるいはADMなど，筋症状に乏しいか認めない亜群が存在することを理解しておく必要がある．

1 筋症状・身体所見[3-9]

JDMの筋障害は対称性にあらわれ，肢帯筋，体幹筋のみならず咽喉頭部の筋群など広範に及ぶ．筋症状は，それら罹患筋の筋力低下とそれによる機能障害を反映したものであり，非常に多彩である．肢帯筋の筋力低下に由来する訴えが最も一般的であるが，運動時や運動後の筋痛やこわばりを伴うこともあり，幼児では不機嫌を主訴とすることもある．

1．肢帯筋の筋力低下

肢帯筋の筋力低下は近位筋優位に起きる．高頻度に認められる殿部の下肢帯筋の筋力低下により，背臥位から寝返りなしで立ち上がることも，座位から立ち上がることも，介助なしで起き上がることも，蹲踞の姿勢を維持することも，蹲踞から立ち上がることもできなくなる．登攀性起立を認め，階段の昇降は困難となる．肩甲部の上肢帯，前および後頚屈筋が侵されると，服の脱ぎ着や洗顔，髪を櫛でとくこと，頭を上げたりすることもできなくなる．腹筋などの体

幹筋の障害で座位保持は難しくなる．

2．嚥下障害など

嚥下困難，誤嚥，発声障害，腹鳴や鼻声もしばしば認められる症状である[10,11]．これらは咽頭筋，下咽頭筋および口蓋筋など咽喉頭部の筋群の罹患によるものである．特に，嚥下機能の低下は，食道の蠕動運動低下による場合も含め，JDM患者の80％に潜在性あるいは無症候性に認められる．また嚥下機能障害は必ずしも肢体筋の筋力低下やJDMの疾患活動性と相関しない．嚥下機能障害が疑われる症例では可能な限り機能評価を行うことが推奨される．

3．身体所見

身体所見では，近位筋の筋萎縮が目立つも深部腱反射が保たれていることが特徴である．進行例や重症例では四肢の遠位筋も障害され筋萎縮をきたすこともあるが，近位筋と比較すると軽度である[2]．ただし，劇的な変化はなくとも遠位筋は多くの患者で侵されている[12]．皮下組織は時折，浮腫状で硬く，筋は柔らかく触知される．筋把握痛はしばしば認められる．上記のように，起立テストやトレンデレンブルグテスト，MMTなどを用いて筋障害を評価する．

2　臨床経過

一般に，JDMの筋障害の進行は緩徐である．そのため，当初は障害に気がつかないことが多い．それまで可能であった運動（階段昇降，鉄棒など）ができなくなった，つまずきやすいなど軽微な症状で受診する例も多い．初診の段階ですでに発症後数カ月が経過し，歩行困難，ベッドからの起立不能，寝返り不能など重度の障害をきたしている例も散見される．一方，いわゆるBanker型では，血管炎を背景に各種臓器の血行障害を強くきたすため筋障害は急速に進行し，非常に稀ではあるが，生命予後が不良の場合がある[13]．重症度に関しては他章（第11章「重症度分類」p.58）を参照いただきたい．JDMではほかのIIMと異なり，臓器予後は必ずしも悪くないが，同様に経年性に蓄積性の筋障害をきたす[14]．

JPM[3,5,15]：特徴的な皮疹を欠くことにより定義されるJPMは，JDMより稀で，小児期のJIIMの2～22％を占めるに過ぎない．男女比はJDMと同様であるが，好発年齢は10歳手前から10代で中央値12.1歳とやや高い．JPM患者は発症時から筋症状が重症で，JDMより高いCK値をとる傾向にある．症状としては遠位筋の筋力低下や筋痛，レイノー症状，体重減少，肺疾患，心異常を認める傾向にある．JDMに特徴的にみられる皮膚異常は認めない．nail fold capillary pattern（爪郭部毛細血管パターン）は異常でありえるが石灰化は稀である．関節炎，関節拘縮，発熱，嚥下障害はJDMと同様に認められる．およそ50％が慢性の経過をとり，30％が車椅子生活となる．筋生検が他の筋症の除外診断のために必要である．

3　ステロイド筋症との鑑別

治療中に生じた筋力低下では，グルココルチコイドによるミオパチー（ステロイド筋症）を鑑別する必要がある．ステロイド筋症の発症は個人差が大きく，投与量と投与期間により一概に決まるものではない．ステロイド筋症では筋力低下は上肢よりも腰帯筋に目立つ傾向にあり，血清CK値は正常あるいは異常であったとしても急激な変動を示さないことが多い．減量・中止により改善することで証明できるが，診断を理由に減量することは一般的には難しい．針筋電図検査で安静時放電を認めないことが鑑別に役立つ[16]．

4　筋力の評価法[17]

筋力は，元来，筋肉の全体的かつ持続的な動

表 徒手筋力テスト（MMT）

点数	筋力の評価スケール
5	最大の徒手抵抗があっても，運動域全体にわたって動かすことができる
4	徒手抵抗があっても，運動域全体にわたって動かすことができる
3	徒手抵抗がなければ，運動域全体にわたって動かすことができる
2	重力の影響がなければ，運動域全体または一部にわたって動かすことができる
1	筋収縮は認められるが，関節運動は起こらない
0	筋収縮・関節運動は全く起こらない

対象となる筋群について，0～5点の6段階で評価をし，総計を筋力の評価とする

きによって発揮される強さであるが，筋疾患では筋力を等尺運動におけるピークトルクで評価することが一般的である．それらは専門医あるいは理学療法士により，近位筋・遠位筋・体軸筋群を含めた一連の筋力テストで評価され，一般にはMMTが用いられる（表）．オリジナルでは，頚屈および両側の肩の外転，肘の伸屈，殿部の伸屈，内外転筋，膝の伸屈にかかわる24筋群に関し，0～5点の6段階にプラスあるいはマイナスを付したMRCスケールで評価する．ただしこの評価法での曖昧さを避けるため，最近はKendallらの0～10点で採点する傾向にある．実際には，頚屈筋群・三角筋・二頭筋・手関節の伸筋・大殿筋・中殿筋・四頭筋・踝足底の背屈筋を評価するMMT8を用いることが多い[18]．

MMTは，さまざまな疾患の評価に改変して用いられている．筋疾患での手技については，米国国立環境衛生科学研究所（National Institute of Environmental Health Science：NIEHS）のホームページ，国際共同筋炎評価・臨床研究（IMACS）グループ[19]によるDisease Activity Core Set Measureのサイト[20]に掲載されている動画が参考になる．注意点としては，重力荷重を避け，規定の姿勢と動作で行うことである．また検査に時間がかかり消耗性に筋力低下をきたすことや検査部位の順番によりスコアが変動する可能性があることが問題点としてあげられる．特に臨床試験では，事前の検者間の手技の標準化は重要である．IMACSによる新たな評価法確立の過程で，MMTの標準化が模索され，手技においてmodificationsが検討されている．MMT8を含めたオリジナルのMMTの評価シートは，上記のサイトに"IMACS FORM 04"として添付されており，ダウンロードして使用できる．

このMMTを用いた筋力評価は，大腿ではMRIのT2緩和時間のグレード／T2高信号比と相関し，臨床的にはCK，アルドラーゼに次ぐ活動性の指標として，筋炎再燃などの診断に用いられる．特に，上記の筋原性酵素の値が活動性を反映しない場合，病状が進行した後期では，簡便に用いることのできる唯一のマーカーである．実際，多くの疫学研究では，MMTを疾患活動性，薬物有用性の評価項目に用いている．また臨床の現場では，MMTの低下は治療を強化する判断材料の1つである．しかし筋障害が軽度である場合，スコアが曖昧となる可能性が高い．また，グルココルチコイド投与時はステロイド筋症による筋力低下をきたすため，鑑別に用いることは難しい．

5 小児筋炎評価尺度（CMAS）

CMAS（childhood myositis assessment

scale）は，JIIM患者の筋力と持久力，身体機能を定量的に評価する目的で考案された新たな疾患活動性評価法である[21]．従来の検査法の複雑さや検定での課題，適応範囲の制限，特異性の低さなどを改善した点に利点がある．検者の指示した動作の可否を3〜6点で評価するもので，以下の動作の計14項目より構成される［頭上げ・足上げ・足上げ時間・仰臥位からの寝返り・立ち上がり・仰臥位から座位・腕上げ・腕上げ時間・立位から座位・腹臥位から四つ這い・膝付きから立ち上がり・椅子から立ち上がり・踏み台・立位からペン拾い］．全項目の加算点（満点は52点）で評価する．検査方法の詳細は，MMTと同じく，IMACSのDisease Activity Core Set Measureのサイト[20]に添付されている．また評価シートも"IMACS FORM 05c"として添付されており，同様にダウンロードして使用できる．

この評価法の特徴は，簡便で，リサーチのみならずクリニカルの場でも使用可能な点にある．ストップウオッチ・ペン・テーブル・椅子・踏み台があれば検査可能で，その所要時間はおおむね10〜15分である．加えて，筋力低下の有無の診断のためではなく，縦断的な身体機能の変化のモニタリングを主眼に作られている．つまり，ある患者で行った治療の反応性評価などにも用いることができる．年齢，罹患期間と相関せず，再現性が高く，検者間のばらつきが少ない信用度の高い検査であり，2歳以上成人まで使用可能とされている．

検定の結果，CMASはバイオマーカーとしてのCK，MMT，childhood health assessment questionnaire（CHAQ）ときわめて相関が高く，physician global activity-VASやpatient/parent global activity-VASおよび筋MRI所見とも高い相関がある[22]．Juvenile Dermatomyositis Disease Activity Collaborative Study Groupによる108名の患者においての評価では，CMASスコアは，身体機能低下なしは52点満点中48点，軽度で45点，軽度から中等度39点，中等度で30点，臨床における最小重要差（minimum clinically important difference）は1.5〜3.0点であった[23]．これを受け，Paediatric Rheumatology International Trials Organisation（PRINTO，小児リウマチ国際試験機関）は，非活動性の指標の1つにCMASが48点以上であることを含めている[24]．一方，9歳以下では筋力を過小評価する可能性があること，4歳児では健常児でもJIIMが改善した後も満点とならないことが指摘されている[25]．また疼痛がある場合もCMAS値が変動する可能性がいわれている．

上記のように，CMASは高い信頼度や再現性，簡便さと適応制限の少なさより，重症度評価に有用とされている．IMACSが策定した臨床試験で用いるべきCore Set Measuresのなかでも，機能評価ツール（Functional Assessment Tool）として，CMASが推奨されている．

文献

1) Robinson AB & Reed AM：Clinical features, pathogenesis and treatment of juvenile and adult dermatomyositis. Nat Rev Rheumatol, 7：664-675, 2011
2) Harris-Love MO, et al：Distribution and severity of weakness among patients with polymyositis, dermatomyositis and juvenile dermatomyositis. Rheumatology, 48：134-139, 2009
3) Rider LG, et al：Juvenile Dermatomyositis.「Textbook of Pediatric Rheumatology, 7th Edition」(Petty RE, et al eds) pp351-383, Elsevier, 2016
4) Robinson AB, et al：Clinical characteristics of children with juvenile dermatomyositis：The childhood arthritis and rheumatology research alliance registry. Arthritis Care Res, 66：404-410, 2014
5) Shah M, et al：The clinical phenotypes of the juvenile idiopathic inflammatory myopathies. Medicine (Baltimore), 92：25-41, 2013
6) Feldman BM, et al：Juvenile dermatomyositis and other idiopathic inflammatory myopathies of childhood. Lancet, 371：2201-2212, 2008

7) Pachman LM, et al：Juvenile dermatomyositis at diagnosis：Clinical characteristics of 79 children. J Rheumatol, 25：1198-1204, 1998
8) Kishi T, et al：Clinical analysis of 50 children with juvenile dermatomyositis. Mod. Rheumatol, 23：311-317, 2013
9) Kobayashi S, et al：Characteristics of juvenile dermatomyositis in Japan. Acta Paediatr. Jpn, 39：257-262, 1997
10) Oh TH, et al：Dysphagia in Inflammatory Myopathy：Clinical Characteristics, Treatment Strategies, and Outcome in 62 Patients. Mayo Clin Proc, 82：441-447, 2007
11) McCann LJ, et al：Oropharyngeal dysphagia in juvenile dermatomyositis (JDM)：An evaluation of videofluoroscopy swallow study (VFSS) changes in relation to clinical symptoms and objective muscle scores. Rheumatology, 46：1363-1366, 2007
12) Ravelli A, et al：Long-term outcome and prognostic factors of juvenile dermatomyositis：A multinational, multicenter study of 490 patients. Arthritis Care Res, 62：63-72, 2010
13) Winkelmann RK：Dermatomyositis in childhood. Clin Rheum Dis, 8：353-368, 1982
14) Sanner H, et al：Cumulative organ damage and prognostic factors in juvenile dermatomyositis：A cross-sectional study median 16. 8 years after symptom onset. Rheumatology, 48：1541-1547, 2009
15) McCann LJ, et al：The Juvenile Dermatomyositis National Registry and Repository (UK and Ireland) - Clinical characteristics of children recruited within the first 5 yr. Rheumatology, 45：1255-1260, 2006
16) Wilbourn AJ：The electrodiagnostic examination with myopathies. J Clin Neurophysiol, 10：132-148, 1993
17) Rider LG, et al：Measures of adult and juvenile dermatomyositis, polymyositis, and inclusion body myositis：Physician and Patient/Parent Global Activity, Manual Muscle Testing (MMT), Health Assessment Questionnaire (HAQ) /Childhood Health Assessment Questionnaire (C-HAQ), Childhood Myositis Assessment Scale (CMAS), Myositis Disease Activity Assessment Tool (MDAAT), Disease Activity Score (DAS), Short Form 36 (SF-36), Child Health Questionnaire (CHQ), physician global damage, Myositis Damage Index (MDI), Quantitative Muscle Testing (QMT), Myositis Functional Index-2 (FI-2), Myositis Activities Profile (MAP), Inclusion Body Myositis Functional Rating Scale (IBMFRS), Cutaneous Assessment Tool (CAT), Dermatomyosities Skin Severity Index (DSSI), Skindex, and Dermatology Life Quality Index (DLQI). Arthritis Care Res (Hoboken), 63 Suppl 1：S118-157, 2011
18) Rider LG, et al：Validation of manual muscle testing and a subset of eight muscles for adult and juvenile idiopathic inflammatory myopathies. Arthritis Care Res (Hoboken), 62：465-472, 2010
19) International Myositis Assessment & Clinical Studies Group (IMACS) [https://www.niehs.nih.gov/research/resources/imacs/]
20) Disease Activity Core Set Measures (IMACS) [https://www.niehs.nih.gov/research/resources/imacs/diseaseactivity/index.cfm]
21) Lovell DJ, et al：Development of validated disease activity and damage indices for the juvenile idiopathic inflammatory myopathies：II. The Childhood Myositis Assessment Scale (CMAS)：A quantitative tool for the evaluation of muscle function. Arthritis Rheum, 42：2213-2219, 1999
22) Rennebohm RM, et al：Normal scores for nine maneuvers of the Childhood Myositis Assessment Scale. Arthritis Care Res, 51：365-370, 2004
23) Huber AM, et al：Validation and Clinical Significance of the Childhood Myositis Assessment Scale for Assessment of Muscle Function in the Juvenile Idiopathic Inflammatory Myopathies. Arthritis Rheum, 50：1595-1603, 2004
24) Lazarevic D, et al：The PRINTO criteria for clinically inactive disease in juvenile dermatomyositis. Ann Rheum Dis, 72：686-693, 2013
25) Quiñones R, et al：Lack of achievement of a full score on the childhood myositis assessment scale by healthy four-year-olds and those recovering from juvenile dermatomyositis. Arthritis Care Res, 65：1697-1701, 2013

第6章 臨床検査

> **要旨**
>
> JIIMを疑った場合は，他の筋疾患や膠原病との鑑別のため，**表**で示す検査（血算，生化学検査，凝固検査，免疫学的検査，赤沈，尿検査など）の実施を検討する．筋原性酵素は筋炎の診断および活動性評価に有用であるが，限界も存在する．種々の筋炎特異的自己抗体は，JDM/JPMにおいて特異的に陽性となり診断的価値が高い〔筋炎特異的抗体検査の詳細については第7章（p.38）を参照〕．JIIMと診断した場合，間質性肺炎やリポジストロフィーなどの合併症のスクリーニングや評価のための検査を行う．

1 筋炎の診断と評価

　筋原性酵素は，クレアチンキナーゼ（CK），乳酸デヒドロゲナーゼ（LDH），アスパラギン酸アミノ基転移酵素（AST），アラニンアミノ基転移酵素（ALT），アルドラーゼ（ALD）が測定されている[1,2]．筋原性酵素は，筋炎のスクリーニングや活動性の評価に有用であるが，成人発症例に比較して高値を示しにくく，正常値でも筋炎の存在を否定できないことに注意する．皮膚病変や合併する関節炎，間質性肺炎の重症度とは相関しない[3]．

　JPMではJDMや筋炎を合併したオーバーラップ症候群に比べ著明に高値をとることが多い[4]．JDMでは成人DMと比較し，筋力低下や筋の把握痛などの臨床症状やMRIで筋炎を示唆する所見を認めても筋原性酵素は正常範囲内にとどまることが稀ではない．このような症例でも，治療に反応すれば筋原性酵素は徐々に低下を認めることが多い．逆に，筋力低下や筋の把握痛などの臨床症状がなくても，筋原性酵素だけが上昇していることもある[5]．筋炎の診断と重症度評価は，筋力テストや画像検査を併用し，総合的に判定する．

　筋原性酵素は，筋力が改善する数週間前より正常化するため急性期の治療反応性の評価には有用であるが，ある程度回復した後の筋炎の活動性を評価することは難しい[3]．一般的に，治療による正常化はCKが最も早く，治療開始後数週間以内に認められる．CKと比較しLDHやALDの方が正常化に時間がかかる[3]．LDHやASTは，再燃する数週間〜数カ月前から上昇するため再燃予測に有用とされる．再上昇を認めた場合は，筋炎再燃の可能性を考えMRIなどによる精査を検討する[2,6]．

1. CK

　筋原性酵素のなかで筋障害を最も特異的に反映する．診断時の検査で，JDMの61〜82％が異常を示す[4,7-9]．発症から診断までの期間が長いほど正常値となりやすい[10]．CKのみ高値で他の筋原性酵素の上昇を認めない場合は，免疫グロブリン結合性マクロCK血症の鑑別のため免疫電気泳動法によりCKアイソザイムを確認する．

表 JIIMの鑑別診断や疾患活動性の評価に有用性が報告されている検査項目

目的	検査項目
鑑別診断	筋炎特異的自己抗体：抗ARS抗体，抗Jo-1抗体，抗MDA5（CADM140）抗体，抗TIF1-γ（p155/140）抗体，抗Mi-2抗体 保険適用外の検査として抗NXP2（MJ）抗体，抗SAE抗体など 筋炎関連自己抗体：抗U1-RNP抗体，抗Pm-Scl抗体，抗SS-A/Ro抗体，抗SS-B/La抗体，抗Sm抗体 保険適用外の検査として抗Ku抗体，抗核抗体（ANA） 補体（C3，C4，CH$_{50}$），MMP-3，各種ウイルス抗体価，培養検査，尿検査
筋炎の評価	CK，LDH，AST，ALT，ALD，ミオグロビン，尿中ミオグロビン
血管内皮細胞障害の評価	凝固線溶系（FDP，FDP-Dダイマー），フォン・ウィルブランド因子（vWF）抗原定量またはvWF活性
炎症の評価	CBC，CRP，赤沈，免疫グロブリン
免疫異常の評価	末梢血リンパ球マーカー，可溶性IL-2受容体，サイトカインプロファイル（ネオプテリンなど），いずれも保険適用外
合併症の評価	KL-6，SP-D，コレステロール，中性脂肪，血糖，フェリチン

2. LDH

JDMの診断時，CKより異常値を示すことが多い（74〜95％）[4, 7, 11]．広範な組織に存在するため，筋障害のほかに血管炎やリポジストロフィーによる肝障害や間質性肺炎による肺障害なども反映する．筋原性酵素のなかで，経過中のCMAS，CHAQなどによる筋炎の疾患活動性評価と最も相関する[12]．

3. AST, ALT

肝障害など他の組織障害も反映する．AST/ALTを肝障害との鑑別に用いる．

4. ALD

心筋，肝臓，大脳皮質，腎臓，赤血球中に認められるが，骨格筋に最も高濃度に存在する．ALDは活動期のJDMで上昇しており，JIIMの診断時，69〜89％で異常値を示す[4, 8, 11]．ALDは，肝障害，脳血管障害などでも高値を示す．JDMでは肝障害の合併が稀ではなく，治療中は薬剤性肝障害を認めることもあるため，ALD上昇時には鑑別が必要となる．

5. ミオグロビン

JDMにおける臨床上の有用性についての報告は少ない．血清ミオグロビンは成人の炎症性筋疾患とJPMの約50％で増加しており，筋炎の活動性を反映して他の筋原性酵素と相関を認めるという報告と[13]，相関しないという報告がある[14]．JDMでは腎障害をきたすレベルにまで上昇することは非常に稀であると推測されている[15]．

2 鑑別診断の検査項目

1. 赤沈，CRP

非特異的炎症を反映する赤沈は，CRPが正常な例でも上昇していることがあり，JDMなどの炎症性筋疾患と筋ジストロフィーなどの非炎症性筋疾患との鑑別に有用なことがある[2, 8]．

2. 抗核抗体（anti-nuclear antibody：ANA）

JIIMでの陽性率は報告により10〜85％と幅がある．

3. 筋炎特異的自己抗体（抗ARS抗体，抗Jo-1抗体，抗MDA5抗体，抗TIF1-γ抗体，抗Mi-2抗体）

何らかの自己抗体はJIIMの70％に認められる．自己抗体のなかで筋炎特異的自己抗体はJDM/JPMに特異的に認められるものが多い（第7章，p.38参照）．それぞれの抗体は，異なる病型，病態，臨床経過，治療反応性と関連する．現在，筋炎特異的自己抗体は，抗ARS抗体，抗Jo-1抗体，抗MDA5抗体，抗TIF1-γ抗体，抗Mi-2抗体の測定が可能である．ほかに，抗SRP抗体，抗HMGCR抗体はコマーシャルベースで測定できる．抗NXP2抗体の測定は研究機関に依頼する．

4. 筋炎関連自己抗体など

筋炎関連自己抗体（抗U1-RNP抗体，抗Pm-Scl抗体，抗SS-A/Ro抗体，抗SS-B/La抗体，抗Sm抗体，抗Ku抗体），免疫グロブリン，補体（C3，C4，CH_{50}）は，他の膠原病に合併する筋炎との鑑別に有用である．筋炎関連自己抗体は，JDM/JPMでも陽性となるが，全身性エリテマトーデス（SLE），混合性結合組織病，強皮症などの膠原病と重複する筋炎を疑った場合に検査を行う．抗Ku抗体はコマーシャルベースでの測定となる．

5. その他

低補体血症や高IgG血症を認めた場合，他の膠原病との重複を疑う．しかし，JDMでも補体は約35％で低下しており[7]，IgG，IgMは成人IIMの15〜20％で増加を認める[13,14]．SLEで認められるリンパ球減少は成人IIMでは比較的稀である[14,16]．

3 筋原性酵素以外の疾患活動性評価に有用な検査項目

1. 血中フォン・ウィルブランド因子（vWF）抗原定量，血中vWF活性

vWFは血管内皮細胞障害を反映し，JDMにおいてしばしば増加している[6,17-19]．vWFは，JDMの疾患活動期に増加し[18]，特に皮膚病変の病勢と相関するが[20]，再燃の予測因子にはならない[6]．

2. FDP，D-ダイマー

JDMの診断時，95％で異常値を示す[8]．vWFと同様に，血管炎による血管内皮細胞障害を反映していると考えられる．

3. 可溶性IL-2受容体（sIL-2R）

血清IL-2Rは，T細胞の活性化を反映する．JDM診断時に高く，皮膚症状および筋症状の改善に伴い正常化する[21]．

4 合併症の評価

1. KL-6，SP-D

間質性肺炎合併例においてKL-6とSP-Dの上昇を認めるが正常なこともある．診断は胸部CTなど画像検査を合わせて総合的に行う（第14章-I，p.100参照）．

2. 中性脂肪，コレステロール，血糖など

リポジストロフィーでは脂質異常を認めることが多い（第14章-V，p.109参照）．

3. フェリチン

マクロファージ活性化症候群や間質性肺炎など筋以外の疾患活動性との関連が報告されている[22]．間質性肺炎の予後予測マーカーとなる[23]（第14章-I，p.100参照）．

5 その他

サイトカインは，ネオプテリン，IL-6，IL-8，TNF-α，IFN-αにより誘導されるサイトカイン（IP-10，MCP-1，MCP-2，I-TAC）やBAFFと筋炎の活動性との関連が報告されているが研究段階である[21,24-31]．

文献

1) Brown VE, et al：Network for Juvenile Dermatomyositis PRES. An international consensus survey of the diagnostic criteria for juvenile dermatomyositis（JDM）. Rheumatology（Oxford），45：990-993，2006
2) Rider LG & Miller FW：Laboratory evaluation of the inflammatory myopathies. Clin Diagn Lab Immunol，2：1-9，1995
3) Oddis CV & Medsger TA, Jr：Relationship between serum creatine kinase level and corticosteroid therapy in polymyositis-dermatomyositis. J Rheumatol，15：807-811，1988
4) Shah M, et al：The clinical phenotypes of the juvenile idiopathic inflammatory myopathies. Medicine（Baltimore），92：25-41，2013
5) Pachman LM, et al：Juvenile dermatomyositis at diagnosis：clinical characteristics of 79 children. J Rheumatol，25：1198-1204，1998
6) Guzman J, et al：Monitoring disease activity in juvenile dermatomyositis：the role of von Willebrand factor and muscle enzymes. J Rheumatol，21：739-743，1994
7) McCann LJ, et al：The Juvenile Dermatomyositis National Registry and Repository（UK and Ireland）–clinical characteristics of children recruited within the first 5 yr. Rheumatology（Oxford），45：1255-1260，2006
8) Kishi T, et al：Clinical analysis of 50 children with juvenile dermatomyositis. Mod Rheumatol，23：311-317，2013
9) Mathiesen PR, et al：Clinical features and outcome in a Danish cohort of juvenile dermatomyositis patients. Clin Exp Rheumatol，28：782-789，2010
10) Pachman LM, et al：Duration of illness is an important variable for untreated children with juvenile dermatomyositis. J Pediatr，148：247-253，2006
11) Sato JO, et al：A Brazilian registry of juvenile dermatomyositis：onset features and classification of 189 cases. Clin Exp Rheumatol，27：1031-1038，2009
12) Rider LG, et al：Defining Clinical Improvement in Adult and Juvenile Myositis. J Rheumatol，30：603-617，2003
13) Volochayev R, et al：Laboratory Test Abnormalities are Common in Polymyositis and Dermatomyositis and Differ Among Clinical and Demographic Groups. Open Rheumatol J，6：54-63，2012
14) Targoff IN：Laboratory testing in the diagnosis and management of idiopathic inflammatory myopathies. Rheum Dis Clin North Am，28：859-890, viii，2002
15) Kroll M, et al：Serum enzyme, myoglobin and muscle strength relationships in polymyositis and dermatomyositis. J Rheumtol，13：349-355，1986
16) Viguier M, et al：Peripheral blood lymphocyte subset counts in patients with dermatomyositis：clinical correlations and changes following therapy. Medicine（Baltimore），82：82-86，2003
17) Bowyer SL, et al：Factor VIII related antigen and childhood rheumatic diseases. J Rheumatol，16：1093-1097，1989
18) Bloom BJ, et al：von Willebrand factor in juvenile dermatomyositis. J Rheumatol，22：320-325，1995
19) Kobayashi S, et al：Characteristics of juvenile dermatomyositis in Japan. Acta Paediatr Jpn，39：257-262，1997
20) Smith RL, et al：Skin involvement in juvenile dermatomyositis is associated with loss of end row nailfold capillary loops. J Rheumatol，31：1644-1649，2004
21) Kobayashi I, et al：Elevated serum levels of soluble interleukin-2 receptor in juvenile dermatomyositis. Pediatr Int，43：109-111，2001
22) Rider LG, et al：Biomarkers of juvenile dermatomyositis（JDM）aid in assessing disease activity over enzyme alone. Arthritis Rheum，60（Suppl，10），2009
23) Kobayashi N, et al：Increased Serum B Cell Activating Factor and a Proliferation-inducing Ligand Are Associated with Interstitial Lung Disease in Patients with Juvenile Dermatomyositis. J Rheumatol，42：2412-2418，2015
24) De Benedetti F, et al：Correlation of serum neopterin concentrations with disease activity in juvenile dermatomyositis. Arch Dis Child，69：232-235，1993
25) Rider LG, et al：Neopterin and quinolinic acid are surrogate measures of disease activity in the juvenile idiopathic inflammatory myopathies. Clin Chem，48：1681-1688，2002
26) Baechler EC, et al：An interferon signature in the peripheral blood of dermatomyositis patients is associated with disease activity. Mol Med，13：59-68，2007
27) Baechler EC, et al：Type I interferon pathway in adult and juvenile dermatomyositis. Arthritis Res Ther，13：249，2011
28) Bilgic H, et al：Interleukin-6 and type I interferon-regulated genes and chemokines mark disease activity in dermatomyositis. Arthritis Rheum，60：3436-3446，2009
29) Niewold TB, et al：Elevated serum interferon-alpha activity in juvenile dermatomyositis：associations with disease activity at diagnosis and after thirty-six months of therapy. Arthritis Rheum，60：1815-1824，2009
30) Reed AM, et al：Changes in novel biomarkers of disease activity in juvenile and adult dermatomyositis are sensitive biomarkers of disease course. Arthritis Rheum，64：4078-4086，2012
31) Lopez De Padilla CM, et al：BAFF expression correlates with idiopathic inflammatory myopathy disease activity measures and autoantibodies. J Rheumatol，40：294-302，2013

第7章 筋炎特異的自己抗体

要旨

自己抗体の測定はJDMのみならずJIIM患者の鑑別にも有用であるため，本項ではJIIMにおける自己抗体について述べる．JIIM患者を自己抗体で細分化すると自己抗体ごとに共通した臨床像を有し，自己抗体が予後推定・治療選択ツールとして有用であることがわかってきた[1]．しかし同一抗体陽性患者間でも，人種間や小児と成人で必ずしも一致しないことも明らかになってきた．欧米のコホート研究では70％のJDM患者で自己抗体が同定され，抗TIF1-γ抗体や抗NXP2抗体陽性患者が多い[2]．一方，本邦JIIM患者の自己抗体を対象とした大規模コホート研究は現時点で存在しない．本邦ではELISA法による抗ARS，抗Mi-2，抗TIF1-γ，抗MDA5抗体測定が保険収載されている．抗SRP，抗HMGCR抗体はコマーシャルベースで測定可能であるが，その他の抗体測定は一部の研究施設でのみ行われている（表）．

1 抗TIF1-γ抗体

抗TIF1-γ抗体は抗p155/140抗体とも呼ばれている．対応抗原のTIF1-γは増殖・アポトーシス・自然免疫・分化に関与するTIF1（transcriptional intermediary factor 1）ファミリー（TIF1-α/β/γ）の1つであり，再生中の筋線維の核に強発現して，筋芽細胞の増殖・再生に関与していると考えられている．抗TIF1-γ抗体陽性率は欧米JIIMの35％で，JPM患者には認めない．欧米成人IIMでは15％である[3]．欧米JDMでは白人に多く，日光過敏皮膚紅斑，ゴットロン徴候・丘疹，蝶形紅斑，V徴候，ショール徴候，伸側の線状紅斑，リポジストロフィー，慢性経過，皮膚潰瘍・浮腫[3,4]との関連が指摘されている．成人DMでは発癌との関連があり，特に抗TIF1-γ抗体と抗TIF1-α抗体がともに陽性の成人DMでは有意に悪性腫瘍が多いが[5]，JDMでは悪性腫瘍との関連はない[4]．

2 抗NXP2抗体

抗NXP2抗体は転写調節に関与するNXP2（nuclear matrix protein 2）に対する自己抗体であり，抗MJ抗体とも呼ばれている．抗NXP2抗体の陽性率は，欧米JIIMの23％[3]，本邦成人IIMの1.6％[6]，欧米のDMの1％以下〜17％である[7]．欧米JDMでは，筋拘縮・萎縮，石灰化と関連し，低年齢発症ほど石灰化のリスクが高い[8]．またゴットロン丘疹や蝶形紅斑は認めるが，体幹の皮疹を認めない[9]．成人DMでは悪性腫瘍との関連があり，石灰化の合併は稀である[6,7]．

3 抗MDA5抗体

抗MDA5抗体はウイルスRNAを認識するMDA5（melanoma differentiation-associated gene 5）に対する自己抗体である．本邦ではCADMと急速進行性間質性肺炎（rapidly progressive interstitial lung disease：RP-ILD）

表 筋炎特異的自己抗体の特徴

自己抗体	特徴	臨床での検査
抗TIF1-γ抗体（抗p155/140抗体）	欧米JDM：日光過敏皮膚紅斑，ゴットロン徴候・丘疹，蝶形紅斑，V徴候，ショール徴候，伸側の線状紅斑，皮膚潰瘍・浮腫，リポジストロフィー，慢性経過	◎
抗NXP2抗体（抗MJ抗体）	欧米JDM：筋拘縮・萎縮，石灰化 ゴットロン丘疹・蝶形紅斑は認めるが，体幹の皮疹は認めない	■
抗MDA5抗体（抗CADM-140抗体）	本邦JDM：急速進行性間質性肺炎 欧米JDM：軽度の筋炎，関節炎，皮膚・口腔潰瘍	◎
抗ARS抗体	欧米JIIM：間質性肺炎，関節炎，発熱，レイノー症状，メカニクスハンド	◎
抗Mi-2抗体	欧米JIIM：皮膚症状（ゴットロン徴候・丘疹，ヘリオトロープ疹，蝶形紅斑），筋力低下中等度 低死亡率	◎
抗SRP抗体	自己免疫介在性壊死性ミオパチー 四肢・体幹・球筋の筋力低下，筋萎縮 小児発症例は特に筋予後が悪い	△
抗HMGCR抗体	自己免疫介在性壊死性ミオパチー 抗SRP抗体陽性例より軽症	△
抗SAE抗体	JIIMでは稀	■
抗cN1A抗体	封入体性筋炎で高頻度，筋炎への特異性は低い	■

(◎ 保険収載されている，△ コマーシャルベースで測定可，■ 一部研究施設のみで測定)

の関連が以前から知られており，本邦成人CADM患者から140kDタンパクに対する自己抗体（抗CADM-140抗体）が発見され[10]，対応抗原がMDA5と判明した[11]．抗MDA5抗体陽性率は欧米JDMの7％である[12]．アジア成人DMでは20～50％である一方，欧米DMでは5～10％である[13]．本邦成人DMではRP-ILD・CADMと関連し，MDA5抗体陽性例の46％は発症後6カ月以内に呼吸不全で死亡していた[14]．さらに，抗MDA5抗体は寛解時には陰性化し，病勢マーカーと考えられている[15]．一方，欧米成人DMではILDとの関連はあったものの，RP-ILDとの関連はなく，手の浮腫，関節炎，皮膚潰瘍，手掌丘疹，メカニクスハンド，脂肪織炎，脱毛，口腔内潰瘍と関連し[16,17]，抗MDA5抗体価は病勢と関連がないと考えられている[17]．

本邦JDMでは，ILDとの関連がみられ，特に抗体価が高い症例ではRP-ILDとなる傾向がある一方，CADMとは必ずしも関連しない[18,19]．また抗MDA5抗体はILD発症の予測マーカーと考えられているが，ILDを合併しない症例もある[18,19]．欧米JDMでは欧米成人DMと同様，軽度の筋炎，関節炎，皮膚潰瘍，口腔内潰瘍，ILDとの関連がみられたが，RP-ILDとの関連はない[12]．

4 抗ARS抗体

抗ARS抗体は，tRNAにアミノ酸を転移するアミノアシルtRNA合成酵素（ARS）に対する自己抗体である．成人IIM患者では，8種類のARSに対する自己抗体（Jo-1，PL-12，PL-7，

EJ，OJ，RS，Zo，Ha抗体），欧米JIIMではJo-1，PL-12，EJ，KS抗体陽性患者が報告されている．抗ARS抗体陽性率は欧米JIIMの5％，成人IIMの23％である[3]．欧米JIIM患者では成人IIM患者と同様，間質性肺炎，関節炎，発熱，レイノー症状，メカニクスハンドとの関連があり，間質性肺炎が主な死因である[3]．近年，欧米・本邦成人IIMでは抗ARS抗体間で患者プロファイルが多少異なることが報告されている[20,21]．さらに，本邦成人IIMに合併するILDは治療反応性がよいこと[22]，欧米成人IIMでは抗Jo-1抗体価が関節・筋肉の病勢とある程度相関することが報告されている[23]．

5 抗Mi-2抗体

抗Mi-2抗体は，皮膚の表皮基底層の修復に関与する核ヘリカーゼタンパクMi-2に対する自己抗体である．抗Mi-2抗体陽性率は欧米JIIMの3％，成人IIMの5％である[3]．欧米JIIMではゴットロン徴候・丘疹，ヘリオトロープ疹，蝶形紅斑など皮膚症状と関連し，筋力低下が中等度で死亡率は低い[3]．欧米成人IIMでは間質性肺炎や悪性腫瘍のリスクが少ないこと，免疫抑制治療への反応がよいこと，リツキシマブ（rituximab：RTX）への反応がよいことが報告されている[24]．

6 抗SRP抗体

抗SRP抗体は小胞体へタンパクを輸送するRNP複合体SRP（single recognition particle）に対する自己抗体で自己免疫介在性壊死性ミオパチー（immune-mediated necrotizing myopathy：IMNM）のマーカーである．抗SRP抗体陽性率は欧米JIIMの1～2％で，欧米成人IIMの5％，アジア成人IIMの8～13％，本邦IIMでは18％である[24,25]．本邦の抗SRP抗体陽性患者は，四肢・体幹・球筋の筋力低下，筋萎縮をきたし，急速な筋力低下の結果，数カ月で重度の衰弱に至る傾向がある．小児発症例は特に筋予後が悪い[26]．欧米でも本邦でも抗SRP抗体陽性患者では半数以上がグルココルチコイド（glucocorticoid：GC）単剤では不十分で，大量γグロブリン療法（intravenous immunoglobulin：IVIG），メチルプレドニゾロン（mPSL）パルス療法，タクロリムス（tacrolimus：TAC），メトトレキサート（methotrexate：MTX），アザチオプリン（azathioprine：AZA），シクロスポリンA（cyclosporin A：CyA），シクロホスファミド（cyclophosphamide：CY），血漿交換を要するが[26,27]，複数の免疫抑制薬でも病勢を抑えられない症例も報告されている[28]．本邦小児例では血漿交換・mPSLパルス療法・シクロホスファミド静注療法（intravenous cyclophosphamide：IVCY）[29]，TACが有効であった報告がある[30]．

7 抗HMGCR抗体

抗HMGCR抗体は，コレステロール産生メバロン酸経路の制御酵素HMGCR（3-hydroxy-3-methylglutaryl-coenzyme A reductase）に対する自己抗体である．以前はスタチン関連筋炎のマーカーと考えられていたが，抗HMGCR抗体陽性患者のスタチン暴露歴の割合は低いことが判明し，現在はIMNMのマーカーと考えられている．抗HMGCR抗体陽性率は本邦IIMの12％[25]，欧米IMNM患者の42％である[31]．本邦でも欧米でも抗HMGCR抗体陽性患者は筋力低下，CK上昇が強い[25,32]．ほとんどの患者でGC以外にIVIG，MTX，CY，RTX，AZA，CyAや血漿交換などの治療も要する[33]．抗HMGCR抗体価は病勢と相関する傾向があり，病勢マーカーとして有用であると考えられている[32]．

8 抗SAE抗体

抗SAE抗体はタンパク質の複合体の形成や，細胞周期の制御，遺伝子の発現調節に関連する小ユビキチン様修飾活性酵素SAE（small ubiquitin-like modifier activating enzyme）に対する自己抗体である．抗SAE抗体陽性率は欧米DMの8％[34]，アジアDMの2％[35]である．JDMでは欧米から1例，本邦から1例のみ報告されている．本邦JDM例は5歳発症で，ヘリオトロープ疹，ゴットロン丘疹・徴候，筋力低下を認め，皮疹は筋力低下よりも先に認められた．ILD・悪性腫瘍・石灰化・嚥下障害は認めなかった[35]．成人DMでは，欧米・本邦ともに筋力低下，ヘリオトロープ紅斑，ゴットロン丘疹，嚥下障害の発症が多く，筋症状よりも先に皮膚症状が出る傾向がある[34,35]．本邦成人DMでは治療反応性ILDの合併が多い[35]．

9 抗cN1A抗体

抗cN1A抗体はアデノシン1リン酸の加水分解に関与し，生理的なエネルギーバランス，代謝制御，細胞複製に関与している細胞質ゾルcN1A（cytosolic 5' nucleotidase 1A）に対する自己抗体である．欧米では封入体筋炎の33〜34％にみられ，PMの4〜5％，DMの0〜4％，神経筋疾患の0〜3％に認め，健常者では認めなかった[36,37]．しかし最近，欧米ではシェーグレン（Sjögren）症候群の36％，SLEの20％でも陽性となることから疾患特異性が低いことが明らかになり，筋炎特異的自己抗体としての意義については疑問視されている[38]．

文献

1) Rider LG & Nistala K：The juvenile idiopathic inflammatory myopathies：pathogenesis, clinical and autoantibody phenotypes, and outcomes. J Intern Med, 280：24-38, 2016
2) Shah M, et al：The clinical phenotypes of the juvenile idiopathic inflammatory myopathies. Medicine（Baltimore）, 92：25-41, 2013
3) Rider LG, et al：The myositis autoantibody phenotypes of the juvenile idiopathic inflammatory myopathies. Medicine（Baltimore）, 92：223-243, 2013
4) Gunawardena H, et al：Clinical associations of autoantibodies to a p155/140 kDa doublet protein in juvenile dermatomyositis. Rheumatology（Oxford）, 47：324-328, 2008
5) Fujimoto M, et al：Myositis-specific anti-155/140 autoantibodies target transcription intermediary factor 1 family proteins. Arthritis Rheum, 64：513-522, 2012
6) Ichimura Y, et al：Anti-NXP2 autoantibodies in adult patients with idiopathic inflammatory myopathies：possible association with malignancy. Ann Rheum Dis, 71：710-713, 2012
7) Fiorentino DF, et al：Most patients with cancer-associated dermatomyositis have antibodies to nuclear matrix protein NXP-2 or transcription intermediary factor 1gamma. Arthritis Rheum, 65：2954-2962, 2013
8) Tansley SL, et al：Calcinosis in juvenile dermatomyositis is influenced by both anti-NXP2 autoantibody status and age at disease onset. Rheumatology（Oxford）, 53：2204-2208, 2014
9) Gunawardena H, et al：Autoantibodies to a 140-kd protein in juvenile dermatomyositis are associated with calcinosis. Arthritis Rheum, 60：1807-1814, 2009
10) Sato S, et al：Autoantibodies to a 140-kd polypeptide, CADM-140, in Japanese patients with clinically amyopathic dermatomyositis. Arthritis Rheum, 52：1571-1576, 2005
11) Sato S, et al：RNA helicase encoded by melanoma differentiation-associated gene 5 is a major autoantigen in patients with clinically amyopathic dermatomyositis：Association with rapidly progressive interstitial lung disease. Arthritis Rheum, 60：2193-2200, 2009
12) Tansley SL, et al：Anti-MDA5 autoantibodies in juvenile dermatomyositis identify a distinct clinical phenotype：a prospective cohort study. Arthritis Res Ther, 16：1-8, 2014
13) Nakashima R, et al：Clinical significance and new detection system of autoantibodies in myositis with interstitial lung disease. Lupus, 25：925-933, 2016
14) Nakashima R, et al：The RIG-I-like receptor IFIH1/MDA5 is a dermatomyositis-specific autoantigen identified by the anti-CADM-140 antibody. Rheumatology（Oxford）, 49：433-440, 2010
15) Muro Y, et al：Disappearance of anti-MDA-5 autoantibodies in clinically amyopathic DM/interstitial lung disease during disease remission. Rheumatology（Oxford）, 51：800-804, 2012
16) Fiorentino D, et al：The mucocutaneous and systemic phenotype of dermatomyositis patients with antibodies to MDA5（CADM-140）：a retrospective study. J Am Acad Dermatol, 65：25-34, 2011
17) Hall JC, et al：Anti-melanoma differentiation-associated protein 5-associated dermatomyositis：expanding the clinical spectrum. Arthritis Care Res（Hoboken）, 65：1307-1315, 2013
18) Kobayashi N, et al：Clinical and laboratory features of fatal rapidly progressive interstitial lung disease associated with juvenile dermatomyositis. Rheumatology（Oxford）, 54：784-791, 2015
19) Kobayashi I, et al：Anti-melanoma differentiation-associated gene 5 antibody is a diagnostic and predictive marker for interstitial lung diseases associated with juvenile dermatomyositis. J Pediatr, 158：675-677, 2011

20) Lega JC, et al : The clinical phenotype associated with myositis-specific and associated autoantibodies : a meta-analysis revisiting the so-called antisynthetase syndrome. Autoimmun Rev, 13 : 883-891, 2014

21) Hamaguchi Y, et al : Common and distinct clinical features in adult patients with anti-aminoacyl-tRNA synthetase antibodies : heterogeneity within the syndrome. PLoS One, 8 : e60442, 2013

22) Hozumi H, et al : Prognostic significance of anti-aminoacyl-tRNA synthetase antibodies in polymyositis/dermatomyositis-associated interstitial lung disease : a retrospective case control study. PLoS One, 10 : e0120313, 2015

23) Stone KB, et al : Anti-Jo-1 antibody levels correlate with disease activity in idiopathic inflammatory myopathy. Arthritis Rheum, 56 : 3125-3131, 2007

24) Betteridge Z & McHugh N : Myositis-specific autoantibodies : an important tool to support diagnosis of myositis. J Intern Med, 280 : 8-23, 2016

25) Watanabe Y, et al : Clinical features and prognosis in anti-SRP and anti-HMGCR necrotising myopathy. J Neurol Neurosurg Psychiatry, 87 : 1038-1044, 2016

26) Suzuki S, et al : Inflammatory myopathy with anti-signal recognition particle antibodies : case series of 100 patients. Orphanet J Rare Dis, 10 : 61, 2015

27) Miller T, et al : Myopathy with antibodies to the signal recognition particle : clinical and pathological features. J Neurol Neurosurg Psychiatry, 73 : 420-428, 2002

28) Rouster-Stevens KA & Pachman LM : Autoantibody to signal recognition particle in African American girls with juvenile polymyositis. J Rheumatol, 35 : 927-929, 2008

29) Kawabata T, et al : A pediatric patient with myopathy associated with antibodies to a signal recognition particle. Brain Dev, 34 : 877-880, 2012

30) Kobayashi I, et al : Tacrolimus in combination with methotrexate and corticosteroid for the treatment of child-onset anti-signal recognition particle antibody-positive necrotizing myopathy. Scand J Rheumatol, 46 : 409-410, 2017

31) Christopher-Stine L, et al : A novel autoantibody recognizing 200-kd and 100-kd proteins is associated with an immune-mediated necrotizing myopathy. Arthritis Rheum, 62 : 2757-2766, 2010

32) Ramanathan S, et al : Clinical course and treatment of anti-HMGCR antibody-associated necrotizing autoimmune myopathy. Neurol Neuroimmunol Neuroinflamm, 2 : e96, 2015

33) Basharat P & Christopher-Stine L : Immune-Mediated Necrotizing Myopathy : Update on Diagnosis and Management. Curr Rheumatol Rep, 17 : 72, 2015

34) Betteridge ZE, et al : Clinical and human leucocyte antigen class II haplotype associations of autoantibodies to small ubiquitin-like modifier enzyme, a dermatomyositis-specific autoantigen target, in UK Caucasian adult-onset myositis. Ann Rheum Dis, 68 : 1621-1625, 2009

35) Fujimoto M, et al : Autoantibodies to small ubiquitin-like modifier activating enzymes in Japanese patients with dermatomyositis : comparison with a UK Caucasian cohort. Ann Rheum Dis, 72 : 151-153, 2013

36) Pluk H, et al : Autoantibodies to cytosolic 5'-nucleotidase 1A in inclusion body myositis. Ann Neurol, 73 : 397-407, 2013

37) Larman HB, et al : Cytosolic 5'-nucleotidase 1A autoimmunity in sporadic inclusion body myositis. Ann Neurol, 73 : 408-418, 2013

38) Herbert MK, et al : Disease specificity of autoantibodies to cytosolic 5'-nucleotidase 1A in sporadic inclusion body myositis versus known autoimmune diseases. Ann Rheum Dis, 75 : 696-701, 2016

第8章 画像診断

> **要旨**
>
> MRIは筋炎の評価においてすぐれた検査で近年幅広く利用されており，非侵襲的であるため小児で行いやすい．脂肪抑制T2強調画像またはshort tau inversion recovery（STIR）像で急性期の筋の炎症性浮腫を高信号としてとらえることができる．臨床症状や検査値異常を認めない場合でもMRIで筋炎を指摘できることがあり，診断目的に使用されることが多い．また，筋炎の病勢評価や重症度の予測，筋生検部位の決定にも有用である．

1 概要

近年の画像診断の進歩により，DMの診断・治療においてMRIは重要な検査となっている．

Bohanらの診断基準[1,2]が発表された1975年にはMRIはまだ存在しなかったため，診断基準には記載されていない．しかし，今日までに筋病変の診断におけるMRIの有用性はすでに確立されており，欧米における調査においても診断基準項目候補として高いランクを得ている[3-13]．普及に国および地域間格差があることが問題となっていたが[14]，本邦におけるMRI普及率は高いことから，今回の診断基準項目に加えられている．

筋炎の評価において，MRIは乳幼児では鎮静を行う必要があるものの，筋生検や筋電図に比較すると低侵襲な検査であるため小児で行いやすく，現在はDMの診断における重要な検査となっている．また，診断以外にも病勢評価などのさまざまな目的での有用性が報告されており，実際の診療で幅広く利用される．

2 撮影部位

撮影部位は筋力低下や筋痛などの症状を呈している部位を中心に撮影する．筋量の多い殿部から大腿付近が選択されることが多い．筋炎症状が明らかでなく，筋原性酵素の上昇を認めない症例も多いが，病変が一部に限局していることもあり[15]，一度のMRIで筋炎の所見を認めないときでも，注意深くその他の部位の病変検索を行うことが重要である．

検査に関する注意点として，検査前30分以内に運動を行うと，急性期の筋炎様所見を呈することがあるため[16]，検査前30分は可能な範囲で安静にする必要がある．

最近，全身MRIの有用性が報告されている．全身を冠状断で撮影する方法で，通常の診察では見つけることのできなかった前腕や下腿などの遠位筋や，皮下組織や筋膜の病変を明らかにしたとの報告がある[17]．全身の病変部や病勢をより正確に評価することができる可能性があり，今後の臨床応用が期待される．

3 MRI所見

急性期の所見は筋の炎症性浮腫を反映し，MRIの脂肪抑制T2強調画像またはSTIR像で高信号領域として認められ[3]，T1強調画像で

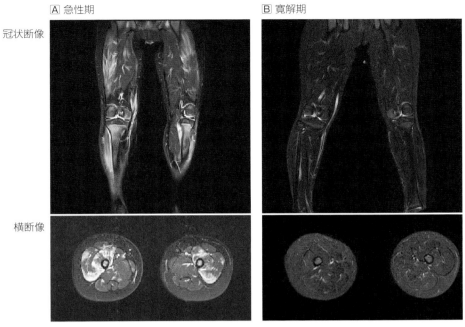

図1 大腿部STIR像で斑状に高信号域を認める症例
急性期（A）と寛解期（B）の冠状断像と横断像を示す．

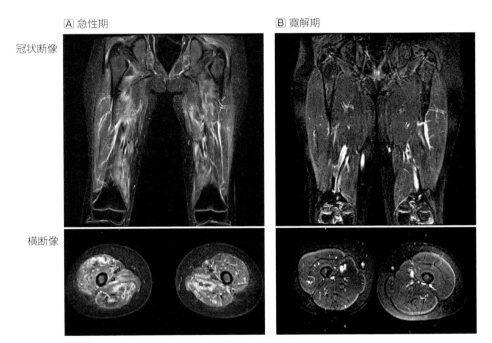

図2 大腿部STIR像で比較的びまん性に高信号域を認める症例
急性期（A）と寛解期（B）の冠状断像と横断像を示す．

は正常所見となる（図1，2）．

慢性期にみられる筋萎縮はT1強調画像で評価することができる．同じく慢性期病変の脂肪変性はT1，T2強調画像でともに高信号を呈する[18]．

ガドリニウム（Gd）造影剤の使用については，必ずしも筋炎の検出率が高くなるとはいえないが[19]，筋膜炎などの評価を行う必要があるときは使用を検討する．

炎症所見は局所性にまだら（patchy）に分布

するものと，びまん性（diffuse）に均一に分布する，2つのタイプがあるとされる[17]（図1，2）．初期には筋膜に所見が限局することもある．成人での検討で，炎症所見はDMでは筋肉内に局所性またはびまん性，皮下にびまん性に認め，一方PMでは筋肉内にびまん性に認めるものの，皮下には目立たないとする報告がある[12]が，小児例での筋炎の分布に関する報告は少ない．

4 MRI検査の有用性

1．診断

筋力低下や筋痛などの臨床症状が乏しく，筋原性酵素の上昇を認めない場合でも，MRIで筋炎を指摘できることがあるため，現在は診断目的で検査に利用される機会が多い[20]．診断における感度は高く，血清学的検査でのCK値の感度が64％であるのに対し，MRIは76％と報告されている[21]．しかし，急性期に認められる筋の炎症性浮腫は，筋炎に特異的なものではなく，運動後やスポーツ外傷，代謝性ミオパチー，横紋筋融解症，低カリウム性周期性四肢麻痺，ニューロパチーなどでも認める[19]．また，慢性期に認められる筋萎縮や脂肪変性の所見は，筋ジストロフィーや先天性ミオパチーなど，慢性筋疾患でも認められる．MRI画像単独で他疾患との鑑別を行うことは困難であり，臨床所見や他の検査法と組み合わせて診断をすることが重要である．

2．筋炎の病勢評価

疾患活動性の評価や治療効果の判定にMRIを使用することができる．疾患活動性とMRI所見の間には有意な相関関係があると報告されている[17]．MRI所見で急性期の炎症性変化を広い範囲に認める場合は，疾患活動性が高いと考えられる．疾患による慢性期の変化として筋萎縮を呈することがあるが，ステロイド筋症で筋萎縮が起こることもあり，その評価には注意を要する[15]．

3．重症度の予測

STIR像では一般的な検査では検出することが困難な皮膚や皮下組織，筋膜の炎症性変化を検出することができる．これらの病変は後に石灰化を引き起こし，機能障害をもたらす可能性がある病変で，より積極的な治療を要するため，重症度の予測に役立つものと考えられる[22]．

4．筋生検の部位の決定

筋生検を行う際に，あらかじめMRIで生検部位を決定しておくことで，より正確な診断を行うことができる．臨床的に活動性が疑われる部位でも，筋生検で正常所見や非特異的な所見を呈することが約10～20％あるとされ，筋生検の偽陰性率は高い．しかし，MRI所見を組み合わせて行うことで，診断効率を高めることができる[23]．MRIで炎症性浮腫を認める部位を特定し，脂肪変性の少ない部位を選択して生検する方法がよいと考えられる．

文献

1) Bohan A & Peter JB : Polymyositis and dermatomyositis (first of two parts). N Engl J Med, 292 : 344-347, 1975
2) Bohan A & Peter JB : Polymyositis and dermatomyositis (second of two parts). N Engl J Med, 292 : 403-407, 1975
3) Hernandez RJ, et al : MR imaging in children with dermatomyositis : musculoskeletal findings and correlation with clinical and laboratory findings. AJR Am J Roentgenol, 161 : 359-366, 1993
4) Park JH, et al : Magnetic resonance imaging and P-31 magnetic resonance spectroscopy provide unique quantitative data useful in the longitudinal management of patients with dermatomyositis. Arthritis Rheum, 37 : 736-746, 1994
5) Keim DR, et al : Serial magnetic resonance imaging in juvenile dermatomyositis. Arthritis Rheum, 34 : 1580-1584, 1991

6) Maillard SM, et al：Quantitative assessment of MRI T2 relaxation time of thigh muscles in juvenile dermatomyositis. Rheumatology (Oxford), 43：603-608, 2004

7) Hernandez RJ, et al：Magnetic resonance imaging appearance of the muscles in childhood dermatomyositis. J Pediatr, 117：546-550, 1990

8) Hernandez RJ, et al：Fat-suppressed MR imaging of myositis. Radiology, 182：217-219, 1992

9) Tomasová Studynková J, et al：The role of MRI in the assessment of polymyositis and dermatomyositis. Rheumatology (Oxford), 46：1174-1179, 2007

10) Pitt AM, et al：MRI-guided biopsy in inflammatory myopathy：initial results. Magn Reson Imaging, 11：1093-1099, 1993

11) O'Connell MJ, et al：Whole body MR imaging in the diagnosis of polymyositis. AJR Am J Roentgenol, 179：967-971, 2002

12) Cantwell C, et al：A comparison of inflammatory myopathies at whole-body turbo STIR MRI. Clin Radiol, 60：261-267, 2005

13) Tzaribachev N, et al：Whole-body MRI：a helpful diagnostic tool for juvenile dermatomyositis case report and review of the literature. Rheumatol Int, 29：1511-1514, 2009

14) Brown VE, et al：An international consensus survey of the diagnostic criteria for juvenile dermatomyositis (JDM). Rheumatology, 45：990-993, 2006

15) Gardner-Medwin JM, et al：MRI in juvenile idiopathic arthritis and juvenile dermatomyositis. Ann N Y Acad Sci, 1154：52-83, 2009

16) Summers RM, et al：Juvenile idiopathic inflammatory myopathy：exercise-induced changes in muscle at short inversion time inversion-recovery imaging. Radiology, 209：191-196, 1998

17) Malattia C, et al：Whole-body MRI in the assessment of disease activity in juvenile dermatomyositis. Ann Rheum Dis, 73：1083-1090, 2014

18) Warren R, et al：Assessment of active inflammation in juvenile dermatomyositis：a novel magnetic resonance imaging-based scoring system. Rheumatology, 50：2237-2244, 2011

19) Reimers CD, et al：Magnetic resonance imaging of skeletal muscles in idiopathic inflammatory myopathies of adults. J Neurol, 241：306-314, 1994

20) Brown VE, et al：An international consensus survey of the diagnostic criteria for juvenile dermatomyositis (JDM). Rheumatology (Oxford), 45：990-993, 2006

21) McCann LJ, et al：Juvenile Dermatomyositis Research Group The Juvenile Dermatomyositis National Registry and Repository (UK and Ireland) —clinical characteristics of children recruited within the Wrst 5 yr. Rheumatology, 45：1255-1260, 2006

22) Kimball AB, et al：Magnetic resonance imaging detection of occult skin and subcutaneous abnormalities in juvenile dermatomyositis. Implications for diagnosis and therapy. Arthritis Rheum, 43：1866-1873, 2000

23) Van De Vlekkert J, et al：Combining MRI and muscle biopsy improves diagnostic accuracy in subacute-onset idiopathic inflammatory myopathy. Muscle Nerve, 51：253-258, 2015

第9章 筋病理

> **要旨**
> Perifascicular atrophyを初めとする疾患特異性の高い所見があれば，JDM/DMと診断できる．

1 筋生検と固定

MRIなどによって障害されている部位を選んで行う．筋生検は一般に上腕二頭筋か大腿直筋が用いられることが多いが，これらの筋が障害されていない場合には，障害されている別の筋から筋生検を行う．筋生検および固定は，正しい方法で行わないと人工産物が入り評価に堪えない標本になるため，熟練した医師によって行われるべきである．本邦では，神経内科医または小児神経科医によって行われることが多い．採取した検体は，コルク片の上にトラガカントゴムを用いて垂直方向に立てたうえで新鮮凍結固定する．凍結標本から切片を作製し，ヘマトキシリン・エオジン（HE）染色，ゴモリ・トリクローム変法，NADH-テトラゾリウム還元酵素（NADH-TR）染色，ミオシンATPase染色などの組織化学染色を行う[1,2]．CD4，CD8，補体C5b-9，ミクソウイルス抵抗タンパク質A（MxA）などに対する免疫組織染色も施行することがのぞましい．また可能であれば，電子顕微鏡観察用に生検検体の一部をグルタールアルデヒド固定する．

2 筋病理所見

1．特異性の高い所見

a）Perifascicular atrophy

筋束周辺部に萎縮線維が集束するperifascicular atrophyはJDM/DMの診断的所見である[1,2]（図1）．筋束周辺部の萎縮線維は単に萎縮するのみでなく，NADH-TRで濃染され，COX活性は低下している（図2）．Perifascicular atrophyの前段階として，筋束周辺部に空胞を伴い好塩基性に染色される筋線維が集簇する所見を認めることもある．

b）Ｉ型インターフェロン誘導分子の発現

Perifascicular atrophyの部位を中心とする筋線維にはMxAなどのⅠ型インターフェロン誘導分子が発現しており診断に有用とされる[3]（図3）．MHC class-ⅠもⅠ型インターフェロンにより誘導されることから，perifascicular atrophyの部位にある筋線維で発現を認める[2]．

c）内鞘の血管異常

内鞘の小血管または毛細血管には免疫グロブリンと補体後期成分である膜攻撃複合体（membrane attack complex：MAC）の沈着を認め（図4），進行すると内鞘の毛細血管密度が減少する．電子顕微鏡的観察で筋内の小血管内皮細胞にtubuloreticular inclusionと呼ばれる管状の構造物が集まったところを認める[2,4]．

d）微小梗塞

特にJDMでは微小梗塞像を認めることがある．複数の筋束にまたがって局所的に，NADH-TRを含む各種の酵素活性染色が失われる（図5）．

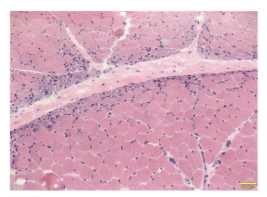

図1 Perifascicular atrophy（HE染色）
（6歳3カ月，女児）

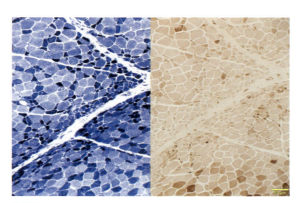

図2 Perifascicular atrophy（NADH染色とCOX染色）
図1と同じ症例．Perifascicular atrophyの部分ではNADHで濃染し（左），COX活性は低下している（右）．

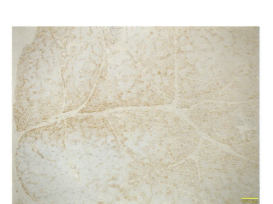

図3 Perifascicular atrophy：筋線維でのMxA発現
（免疫染色）
図1，2と同じ症例．MxAの発現を伴う筋線維がperifascicular atrophyがある部分を中心に分布している．

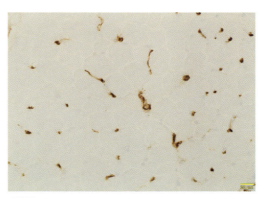

図4 内鞘毛細血管へのMAC沈着（免疫染色）
（3歳8カ月，男児）
内鞘毛細血管にMAC沈着を認める（正常ではMACの沈着を認めない）．

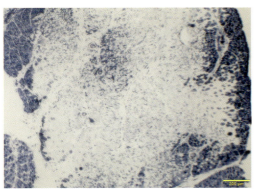

図5 微小梗塞（NADH染色）
図4と同じ症例．複数の近接する筋束でNADHの染色性が広範囲に失われており，微小梗塞の所見．

2. 特異性の低い所見

多くの例で，筋線維の大小不同，壊死・再生線維，血管周囲および筋周鞘主体の炎症細胞浸潤が認められるが，疾患特異性は低い．慢性に経過すると，内鞘の線維化も出現する．浸潤細胞は，JDMではCD4陽性細胞，B細胞，マクロファージ，pDCが主体である[5,6]．CD4陽性細胞の半数はCD4$^+$，CD123$^+$，CD11c$^-$のpDCとされる[7,8]．

3. 鑑別診断

a) PM

リンパ球が内鞘に浸潤し，非壊死性線維を囲むとともに非壊死性線維内部へも浸潤している所見が診断に必須である．浸潤リンパ球の主体は，CD8陽性T細胞である[9,10]．筋線維にMHC-1が発現する．

b) 免疫介在性壊死性ミオパチー

筋線維の大小不同に加えて，筋線維の壊死・再生像を認める．細胞浸潤はあっても軽度である[11]．

c) 抗ARS症候群

典型的には筋束周辺部に壊死・再生線維を認める（perifascicular necrosis）．再生線維は細いことが多いために，一見perifascicular atrophy様に見えることもあるが，MxAは発現しておらず，DMとは異なる病態である※．しばしば周鞘の結合組織が断片化し，アルカリホスファターゼ活性が亢進している[12]．

※抗ARS症候群でも皮膚症状をきたすため，抗ARS症候群を皮膚筋炎のサブグループと捉える考え方もあるが，組織学的に観察される病態からは，皮膚筋炎と抗ARS症候群は別の疾患と考えられる．

文献

1) 西野一三：筋病理の基本．臨床神経，51：669-676，2011
2) Hoogendijk JE, et al：119th ENMC international workshop：trial design in adult idiopathic inflammatory myopathies, with the exception of inclusion body myositis, 10-12 October 2003, Naarden, The Netherlands. Neuromuscul Disord, 14：337-345, 2004
3) Uruha A, et al：Sarcoplasmic MxA expression：A valuable marker of dermatomyositis. Neurology, 88：493-500, 2017
4) Lopez De Padilla CM, et al：Extranodal lymphoid microstructures in inflamed muscle and disease severity of new-onset juvenile dermatomyositis. Arthritis Rheum, 60：1160-1172, 2009
5) Bohan A & Peter JB：Polymyositis and dermatomyositis. N Engl J Med, 292：344-347, 1975
6) Arahata K & Engel AG：Monoclonal antibody analysis of mononuclear cells in myopathies. I：Quantitation of subsets according to diagnosis and sites of accumulation and demonstration and counts of muscle fibers invaded by T cells. Ann Neurol, 16：193-208, 1984
7) Lopez De Padilla CM, et al：Extranodal lymphoid microstructures in inflamed muscle and disease severity of new-onset juvenile dermatomyositis. Arthritis Rheum, 60：1160-1172, 2009
8) Lopez de Padilla CM, et al：Plasmacytoid dendritic cells in inflamed muscle of patients with juvenile dermatomyositis. Arthritis Rheum, 56：1658-1668, 2007
9) Whitaker JN & Engel WK：Vascular deposits of immunoglobulin and complement in idiopathic inflammatory myopathy. N Engl J Med, 286：333-338, 1972
10) Engel AG & Arahata K：Monoclonal antibody analysis of mononuclear cells in myopathies. II：Phenotypes of autoinvasive cells in polymyositis and inclusion body myositis. Ann Neurol, 16：209-215, 1984
11) Basharat P & Christopher-Stine L：Immune-Mediated Necrotizing Myopathy：Update on Diagnosis and Management. Curr Rheumatol Rep, 17：72, 2015
12) Uruha A, et al：Perifascicular necrosis in anti-synthetase syndrome beyond anti-Jo-1. Brain, 139（Pt 9）：e50, 2016

第10章 電気生理学検査

> **要旨**
>
> 筋電図検査は，筋疾患の鑑別診断に有用な検査である．早期例，MRIで異常を明らかにできない例でも異常をとらえることが可能で，経過や治療反応性の評価に適している．上腕二頭筋や大腿四頭筋を検査に用いることが多いが，陰性の場合は腸腰筋で検討する．針筋電図検査では針刺入時の活動電位の過剰放電・線維束収縮・陽性鋭波，および活動電位の低下と短時間持続性の随意運動単位電位を認める．評価は，刺入時・安静時・随意収縮時に分けて行い，得られた電位や放電が，筋線維レベルで生じる現象か，運動単位レベルであるのか，筋線維レベルであれば単一筋線維の現象か，複数の筋線維にまたがる変化なのかを解釈する．部位・時相・治療経過により所見が変化することに注意が必要である．

電気生理学検査は機能異常から組織障害を調べる方法であり，局所の情報を的確に反映する最も信頼性の高いツールの1つである．さまざまな検査法があるが，炎症性筋疾患では筋電図検査が鑑別診断において汎用されてきた．ここでは筋電図検査について，その所見のみならず臨床的意義，位置づけについて概説する．ただし，JDMとPM/DMの電気生理学検査所見における差異は少ないと考えられ，主にPM/DMにおいて得られた知見を述べる．

1 筋電図検査[1,2]

筋電図検査は炎症性筋疾患の診断に有用である．特に針筋電図検査は，約半世紀におよぶ臨床での多くの知見によりおよそ標準化されている．一方，診断における意義は時代とともに変遷し，さまざまな他覚的検査が用いられるようになった現在，筋疾患の診断に必須の検査ではない．一般的な筋疾患の診断を考えた場合，例えば明らかな家族性や遺伝性の疾患が示唆される場合，筋生検や筋電図よりも遺伝子検査が優先されることは理にかなっている．明らかに筋病理の組織レベルで診断できる疾患群においては，筋生検が優先して行われ，筋電図の診断的意義は少ないと思われる．鎮静の必要性や安定した結果を得るために専門家による施行がのぞましいことなど，検査が容易にできないこのような事情が，昨今，筋電図があまり行われない原因と考えられる[3,4]．

神経疾患や神経筋接合部疾患などを筋疾患から鑑別する場合，あるいは神経原性および筋原性を病態の側面から理解する必要がある場合，筋電図を超える判断ツールはない．また筋疾患であることはわかっているものの，その筋障害の部位やパターン，程度に関する情報を必要とする場合，筋電図は必須の検査である．また筋電図で有意な所見が認められる部位は病理学的にも有意な所見が得られることが多いことから，筋生検に最適な部位の選定にも用いられる．実際，炎症性筋疾患では，鑑別診断・存在診断・

生検筋の選択・治療中の評価を目的に筋電図検査は行われている[5]．

このように大変有用である針筋電図検査であるが，施行にあたっては，神経学的所見や各被験筋における筋力低下の有無・程度という臨床情報を事前に評価しておくことが何よりも重要である．実際，臨床的に筋力低下を自覚していない場所での筋生検も，筋電図の有意な所見があれば可能となる．得られる所見の意味と施行する意義を十分理解したうえで，適切に用いるべき検査である．

2 炎症性筋疾患における針筋電図検査所見[6-9]

筋電図で認められるミオパチー様および脱神経性の変化は，膜電位の不安定性およびランダムな筋線維の破壊に起因する．膜電位の不安定性は，針刺入時の活動電位の過剰放電（increased insertional activity）・線維束収縮（fibrillations）・陽性鋭波（positive sharp waves）の形で現れる．ランダムな筋線維の破壊は活動電位の低下と短持続時間（decreased amplitude and duration of action potentials）に現れる．炎症性筋疾患において脱神経を示唆する所見は，軸索終末の障害を伴う場合もあるが，おおむね神経終板における分節性の筋壊死を反映したものである．

筋電図の解読にあたっては，各電位や放電が，まずは筋線維レベルで生じた現象か運動単位レベルで生じたものか，さらに筋線維であれば単一筋線維の現象か複数の筋線維にまたがる変化かを意識するとともに，①針電極刺入に伴う活動電位，②完全に力を抜いた筋より得られる安静時電位，③軽度の随意収縮による個々の運動ニューロン発射に伴う電位，④筋収縮を次第に強め最大収縮に至る過程の4つの段階に分けて評価するのが一般的である．

1. 針刺入時電位

針刺入時およびその後，筋肉内で電極を動かす際に認められる短い活動電位放電を刺入時電位という．この電位は針の動きと連動するもので，正常では針の停止と同時に静止膜電位に戻る．しかし炎症性筋疾患では刺入時電位が異常に大きく，電極の動きが止まっても電位が持続する[10]．また炎症後に線維化した萎縮筋では健常な筋線維数の減少により刺入時電位は低下する．針刺入時電位および安静時電位の記録は，時間軸を5〜10 ms/div，感度を50〜200 mV/divに設定して行う．

2. 安静時電位

臨床における針筋電図は間質組織を介した細胞外電位の変化を記録している．そのため静止膜電位の変動のない安静時は，正常ではほとんど発火を認めない．炎症性筋疾患では，安静時活動として線維自発電位（fibrillation）および陽性鋭波（positive sharp wave）を認める[10]．これらはきわめて規則的な発火パターンを示すことが特徴である．不規則な発火パターンは筋線維膜の興奮を示唆するため，残存する随意運動単位電位（motor unit potential：MUP）の混入である可能性が高い．

線維自発電位および陽性鋭波は，単一筋線維の自発的な活動を反映している．一般に，筋線維の活動は筋原性疾患でも神経原性疾患でも観察される．神経原性疾患では脱神経状態にある場合に観察されるが，筋原性疾患では分節性壊死により筋線維が部分的に脱神経の状態になっていることがその発生機序とされている．さらに再生過程にある筋線維がいまだ神経支配を受けていない状態でも同様の所見を示す可能性がある．このように分節性の壊死や再生線維の多い炎症性筋疾患ではこれらの所見の出現頻度ははなはだ高く，安静時にこれらの所見を認めない場合，炎症性筋疾患の否定の根拠となる．こ

れらの所見は，やや客観性に欠ける随意収縮時活動の所見に比し，信頼性の高い所見である[5]．

ほかに安静時活動として，特異的所見ではないが，ミオトニー疾患で観察されるミオトニー放電や複数の筋線維が関与する奇異性高頻度放電〔別名：複合反復放電（complex repetitive discharge：CRD）〕を認める．CRDは，単一筋線維の異常放電がペースメーカーとなり，接触伝導を介してサーキットを形成した連鎖反応と考えられており，波形は多相性で，漸増・漸減・突如出現・突如消失などの特徴を示す．一方，線維束自発電位（fasciculation potential）は炎症性筋疾患では認められない．これは同じ運動単位全体の活動が安静時に不随意に出現するもので，不規則な発火パターンでクラスター化する傾向にある．神経原性疾患，特に脱髄性ニューロパチーに特異的な所見である．

3．随意収縮時活動

随意収縮させることにより生じるMUPを用い，個々のMUPの形態およびMUPの集合体としての筋電図波形について評価する．随意収縮時活動は針刺入近傍の変化のみを反映するため，複数箇所での評価が必要となることが多い．記録では，時間軸を5〜10 ms/div，感度を100 μV〜1 mV/divに設定する．

MUPの振幅は電極周囲の筋線維密度により，持続時間は電極周囲の筋線維の発射の時間的分散により決まる．神経原性疾患では，脱神経の初期には筋線維密度の低下とまだらな運動単位の障害により低振幅で多相性MUPを認めるが，神経再生が起きると筋線維への神経再支配により高振幅・長持続時間MUPおよび多相性MUPとなり，最終的には単相性の巨大MUPへと集束していく．筋原性疾患では，壊死による筋線維密度の低下をきたすため，低振幅・短持続時間MUPが特徴的で[11]，PM/DMの7〜8割の症例がそれを示すと報告されている[8]．

一方，残りの症例では高振幅・長持続時間MUPや正常MUPを示すが，これは分節性壊死部分の神経再支配や再生線維への新たな神経分布などによると考えられ，多相性MUPを認めることもある．このように随意収縮時活動におけるMUPの評価には障害の時相を考慮する必要があり，これらのみで神経原性および筋原性を明確に鑑別することは難しい．

MUPの集合体としての評価には，個々のMUPの発火数や発火頻度を用いる方法があり，運動単位の動員様式と呼ばれる．正常では筋力に相応するだけの運動単位が動員されるが，神経原性変化では運動単位数の減少と残存する運動単位への錐体路からの正常な賦活化により，MUPの種類に比して発火頻度が不釣り合いに上昇する動員様式減少（reduced recruitment）が生じる．これに対し，筋原性変化では機能する運動単位数に変化がないためMUPの種類と発火頻度の関係は正常である一方，同じ筋力を出すには普通よりも多くのMUPの動員が必要となるので，弱収縮でもそれに不釣り合いな多数のMUPが動員される急速動員（rapid recruitment）の所見を呈する．さらに最弱収縮から多数のMUPが同時発火するため早期動員（early recruitment）も認められ，神経原性と筋原性の鑑別に用いることができる．

実例として，慢性の経過で筋力低下をきたす場合を考えると，神経原性では神経再支配のため運動単位数が正常の1/10以下になるまで筋力低下は生じないため，わずかでも筋力低下を認める時点で高度の運動単位数の減少と動員様式の減少を呈する．一方，筋原性では末期に至るまで運動単位数も動員様式も正常である．つまり炎症性筋疾患において，慢性の経過で徐々に筋力低下をきたしている経過では，随意収縮時活動として一見正常にみえる針筋電図所見を示す可能性があることを知っておくべきである．

このように，随意収縮時活動時の筋電図の診

断には筋の収縮力の評価が前提となるが，主観が介在するため判断は難しい．また障害の程度により解釈が変わる可能性が高く，検査部位による所見の違いもあることから，診断には安静時を含め多角的な判断が必要である[5]．

3 検査の部位の選択

JDMは近位筋優位の障害であり，特に体幹筋が障害されるので，検査は上腕二頭筋や大腿四頭筋を用いて行うことが一般的である．一方，線維自発電位や陽性鋭波は，傍脊椎筋群・腸腰筋・三角筋に認めることが多いため，傍脊椎筋群を用いることが推奨されている[7,12]．しかし傍脊椎筋群は安静がとりにくくMUPの混在が多いため，腸腰筋を勧める意見も多い．したがって，上腕二頭筋や大腿四頭筋で異常がないものの炎症性筋疾患が強く疑われる場合，腸腰筋を検査することが実際的と思われる[5]．また，PM/DMの鑑別対象疾患である封入体筋炎では罹患筋の分布に偏りを認めることが多い[13]．このような罹患筋の偏りを活かした検討は鑑別診断に有用であるため，鑑別すべき疾患の特性を十分ふまえたうえで部位を選択する．

4 検査の禁忌

出血傾向のある患者は検査を受けることはできない．ただし抗血小板薬や抗凝固薬の内服のみでは禁忌とせず，止血凝固機能を評価のうえ，リスク/ベネフィットを考慮のうえで判断する[14]．

5 臨床的意義

上述のように，神経疾患などとの鑑別診断において針筋電図が果たす役割は大きい．炎症性筋疾患の針筋電図では線維自発電位，陽性鋭波などの安静時活動が必発であり，筋力低下の明らかな筋でこれらの所見がなければ筋炎は否定される．一方，針筋電図の異常検出感度は非常に高いので，臨床的に筋力低下が顕在化していないような潜在性の病理学的変化でも検出可能であるという利点がある．炎症性筋疾患における生検筋の選択には，最近MRI検査が広く行われるようになったが，筋によってはMRIでは異常所見が十分検出できない場合がある．このような場合，筋電図は有用で，線維自発電位や陽性鋭波の出現があれば高頻度に病理学的変化があると理解する．

治療との関連では，治療の初期に高周波数波が一過性に増えることも観察されており注意が必要である．臨床経過における筋力の増加は，自発的活動の低下と高周波数波が相対的に減っていることと関係している．ステロイド治療中に認められる筋力低下で，筋炎の悪化かステロイド筋症によるものかを鑑別する場合も針筋電図検査は有用である．ステロイド筋症では安静時活動電位を伴わない，つまり線維自発電位や陽性鋭波を認めないことが鑑別のポイントとなる[15]．急性期を過ぎ回復の段階となると，神経再支配が生じるため脱神経性の変化は減少する．一方，炎症はおさまったものの萎縮性の変化が残る場合は，筋線維の欠落と線維化などを反映した変化となる．

症例 【自験例の提示】

11歳，女児．前年の10月から易疲労感を認めたが放置していた．徐々に筋痛を伴い筋力低下が進行し，1月には紅斑が出現．3月には起床することもできなくなったため，当科を初診した．体重は昨秋に比し5 kg減少．痩せ，頬部紅斑，ヘリオトロープ疹，ゴットロン徴候を認める．ガワーズ徴候（登攀性起立）陽性．末梢血液検査では，白血球数：7,600/μL，CK：11,026 IU/L，CRP：0.04 mg/dL，赤沈：9 mm/時，抗核抗体：1,280倍，抗Jo-1抗体：陰性．殿部〜大腿部のMRIでびまん性にSTIR高信号を認める．初診時に上腕二頭筋を用いて行った筋電図（図1〜3）を示す．

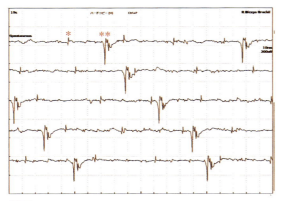

図1 刺入時・安静時電位
規則的に発火する線維自発電位（fibrillation；*），および陽性鋭波（positive sharp wave；**）を認める．

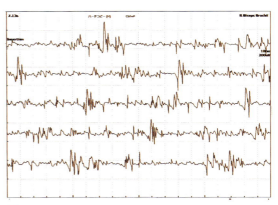

図2 随意収縮時活動
低振幅の随意運動単位電位（motor unit potential：MUP）を認める．Early recruitmentを認めた．

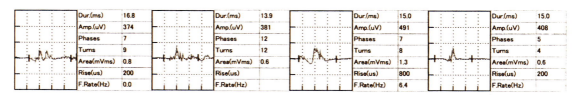

図3 MUP解析
図2で得られた所見からMUPを4種類抽出した解析結果．いずれも低振幅で多相性であるが，持続時間は正常．

文献

1) 第2章 針筋電図の原理と実際．「神経伝導検査と筋電図を学ぶ人のために」（木村 淳，幸原伸夫／著），医学書院，pp201-282，2010
2) Whittaker RG：The fundamentals of electromyography. Pract Neurol，12：187-194，2012
3) McCann LJ，et al：The Juvenile Dermatomyositis National Registry and Repository（UK and Ireland）- Clinical characteristics of children recruited within the first 5 yr．Rheumatology，45：1255-1260，2006
4) Brown VE，et al：An international consensus survey of the diagnostic criteria for juvenile dermatomyositis（JDM）．Rheumatology，45：990-993，2006
5) 東原真奈，園生雅弘：炎症性筋疾患の電気診断．医学のあゆみ，239：88-94，2011
6) Rider LG，et al：Juvenile Dermatomyositis．Textb．Pediatr．Rheumatol．351-383，2016
7) Paganoni S & Amato A：Electrodiagnostic Evaluation of Myopathies．Phys Med Rehabil Clin N Am，24：193-207，2013
8) Blijham PJ，et al：Needle electromyographic findings in 98 patients with myositis．Eur Neurol，55：183-188，2006
9) Bohan A，et al：Computer-assisted analysis of 153 patients with polymyositis and dermatomyositis．Medicine（Baltimore），56：255-286，1977
10) Streib EW，et al：Spontaneous electrical muscle fiber activity in polymyositis and dermatomyositis．Muscle Nerve，2：14-18，1979

11) Nandedkar SD & Sanders DB：Simulation of myopathic motor unit action potentials. Muscle Nerve, 12：197-202, 1989
12) Fredericks EJ：Electromyography in polymyositis and dermatomyositis. Muscle Nerve, 17：1235-1236, 1994
13) Hokkoku K, et al：Electromyographs of the flexor digitorum profundus muscle are useful for the diagnosis of inclusion body myositis. Muscle and Nerve, 46：181-186, 2012
14) Lynch SL, et al：Complications of needle electromyography：Hematoma risk and correlation with anticoagulation and antiplatelet therapy. Muscle and Nerve, 38：1225-1230, 2008
15) Wilbourn AJ：The electrodiagnostic examination with myopathies. J Clin Neurophysiol, 10：132-148, 1993

第11章 重症度分類

> **要旨**
>
> 以前は消化管潰瘍合併などにより病勢が急速に進行し死に至るBanker型，病気の進行が緩やかなBrunsting型などと分類されていたが，DMの罹患臓器は多岐にわたり，また個々の患者によって反応性や経過も異なるため，現在はこの分類は用いられていない．MMTは第5章に記載があるが，これは筋外症状の活動性を反映しない．筋炎症状を欠くタイプも存在するため，筋症状および筋外症状すべて含めて重症度・活動性を評価する必要がある．

JDMの重症度に関して，現在，広く用いられている重症度基準はない．以前は，頻度は稀だが血管炎症状が強くて消化管潰瘍・穿孔のため腹痛・下痢・血便をきたし死に至る，いわゆるBanker型（Type I DM）と，緩徐に進行しGC反応性がある，いわゆるBrunsting型（Type II DM）の区別があり，Banker型が重症とされていた[1]．近年では成人でも小児でもこのtype分類を用いることはなくなり，後述するMDAAT（the myositis disease activity assessment tool）や小児筋炎評価尺度（CMAS）など用いて総合的に重症度/活動性を評価するようになった．

厚生労働省が設定した指定難病登録に用いる重症度分類を表1に示す．この基準では，4項目のうち最低1つが該当すれば重症と判定される．しかし，小児のMMT評価は低年齢では難しい．また，皮膚筋炎は皮膚・筋症状以外に，全身症状として発熱・倦怠感・体重減少をきたす患者もおり，心臓・肺・消化器・関節など罹患臓器は多岐にわたるこの重症度分類だけで症例ごとに重症・軽症を判断することは難しい．国際共同筋炎評価・臨床研究（IMACS）グループにより作成されたMDAATが筋外症状と筋症状の活動性評価に有用で，これは成人でも

表1 厚生労働省指定難病登録に用いる重症度分類

	以下のいずれかに該当する症例を重症とする
1	原疾患に由来する筋力低下がある 体幹・四肢近位筋群のうち，①頚部屈筋，②三角筋，③上腕二頭筋，④上腕三頭筋，⑤腸腰筋，⑥大腿四頭筋，⑦大腿屈筋群の7つの筋群の筋力を評価し，次の2項目のいずれかに該当すれば本項目を満たす ・7筋群の平均MMTが5段階評価で4＋以下（10段階評価で9） ・7筋群のうち，いずれか1つの筋群のMMTが5段階評価4以下（10段階評価で8）
2	原疾患に由来するCK値もしくはアルドラーゼ上昇がある
3	活動性の皮疹がある
4	活動性の間質性肺炎を合併している

小児でも用いることが可能である（表2）[2,3].
MDAATは8グループ計26項目の症状をあげており，それぞれの活動性をMITAX（myositis intention to treat activity index），MYOACT（myositis disease activity assessment visual analogue scales）を用いて評価するものである.

以下に表2に示すMDAATのいくつかの重要な項目における予後・活動性との関連性を記載する.

a）皮膚潰瘍（表2-❹）

皮膚潰瘍は血管炎が強いことを反映しており，また皮膚潰瘍があることは他の臓器（肺や消化管）にも強い血管炎があることを示唆するため重症であり，予後不良であることを示唆する．実際に皮膚潰瘍がある症例は治療に難渋し，死亡する例がある[4,5].

b）爪周囲毛細血管変化（表2-❿）

JDMの臨床活動性と相関することが知られている[6,7].

c）嚥下障害（表2-❶❺）

病勢が進行し，治療に難渋すると，経過のなかで咽頭や食道の筋も冒されて嚥下障害をきたすことになる．嚥下障害がある例で誤嚥性肺炎やQOL（quality of life）の低下につながり予後が悪いことがわかっている[8]．また成人DMにおいては嚥下障害があると，悪性疾患の合併率がより高くなることが報告されている[9,10].

d）腹痛（表2-❶❻）

DM，JDMにおける腹痛は消化管出血や穿孔をきたすことが稀ながらあり，致死的であるため注意が必要な症状である[11,12].

❶❺，❶❻の消化器症状があるとしばしば治療抵

表2 MDAATで評価する26項目

全身症状	消化器症状
❶発熱（38℃以上）	❶❺嚥下障害
❷体重減少（5％以上の減少）	❶❻腹痛
❸倦怠感	**肺症状**
皮膚症状	❶❼間質性肺炎なしでの呼吸障害
❹皮膚潰瘍	❶❽間質性肺炎
❺紅皮症	❶❾発音障害
❻脂肪織炎	**心症状**
❼紅斑性皮疹	❷⓿心膜炎
❽ヘリオトロープ疹	㉑心筋炎
❾ゴットロン丘疹・徴候	㉒不整脈
❿爪周囲毛細血管変化	㉓洞性頻脈
⓫脱毛症	**その他の症状**
⓬メカニクスハンド	㉔その他（全身浮腫など）
骨・関節症状	**筋症状**
⓭関節炎	㉕筋炎
⓮関節痛	㉖筋痛

※MDAATの評価シートはIMACSグループによるDisease Activity Core Set Measuresのサイトからダウンロード可能
[https://www.niehs.nih.gov/research/resources/imacs/diseaseactivity/]

評価にあたっては，直近の4週間においてそれぞれの項目ごとに［0：なし，1：改善した，2：変わらない，3：悪化した，4：新たに出現，NA：評価できない］，とスコア化し評価する方法（MITAX）と，全般的評価（VASスケール）を用いて各項目を0〜10（0は症状なし，5は中等度，10は最も重症）で評価する方法（MYOACT）がある．実際にこのスコアをつける場合，疾患活動性が高いときや多臓器に病変が出ている場合15〜30分を要するが，寛解もしくは寛解に近い状態であれば5分以内でスコア化は可能である．

抗性である[13].

e）間質性肺炎（表2-⑱）

成人と比較すると頻度は少ないが，合併しうる病態である[14].

f）その他，全身浮腫（表2-㉔）

血管炎により血管内皮細胞が損傷された結果，びまん性に血管透過性が亢進して全身浮腫が生じると考えられており，JDMにおいても報告があるが治療抵抗性である[15,16].

g）筋炎（表2-㉕）

発症時に筋力低下の程度が強いと治療開始12カ月の時点での寛解率が低く，しばしば浮腫や消化器障害を伴っていた[13]．筋炎活動性の指標としてCMAS[17]やMMTが用いられ，これに加えて筋原性酵素やMRI画像評価を行い重症度／活動性を評価する．ほかにも機能評価として成人ではHAQ（health assessment questionnaire），小児ではCHAQ などが用いられる[18-20].

ほかにも，リポジストロフィー，異所性石灰化なども合併しうる．

間質性肺炎や皮膚潰瘍など重症で致死的な筋外症状をきたし筋症状がないタイプも存在するため，筋症状・筋外症状と血液検査を総合的に判断して個々の重症度を考慮し治療を組んでいく必要がある．しかし，希少で非典型的な，難治のJDMに関してはその治療法が確立はされておらず専門施設への紹介がのぞましい．

PRINTO（Pediatric Rheumatology International Trials Organization）criteriaでは，JDMの非活動期を以下4項目のうち3項目以上を満たすことを定義した：①血清CK値＜150 IU/L，②iCMAS＞48，③MMT＞78，④physician global assessment of overall disease activity（PhyGloVAS）＜0.2[21]．このPRINTO criteriaもMDAAT同様に疾患活動性の評価に用いることが可能であるが，発症から2～38年経過した59例の検討では，PRINTO criteriaでは51％で活動性があったのに対し，MDAATでは73％が活動性ありと評価されており[22]，MDAATの方がより厳重な評価方法である．

文献

1) Winkelmann RK：Dermatomyositis in childhood. Clin Rheum Dis，8：353-368，1982
2) Sultan SM, et al：Reliability and validity of the myositis disease activity assessment tool. Arthritis Rheum，58：3593-3599，2008
3) Rider LG, et al：Measures for adult and juvenile dermatomyositis, polymyositis, and inclusion body myositis. Arthritis Care Res，63：118-157，2011
4) Bowyer SL, et al：Childhood dermatomyositis：factors predicting functional outcome and development of dystrophic calcification. J Pediatr，103：882-888，1983
5) Crowe WE, et al：Clinical and pathogenetic implications of histopathology in childhood polydermatomyositis. Arthritis Rheum，25：126-139，1982
6) Schmeling H, et al：Nailfold capillary density is importantly associated over time with muscle and skin disease activity in juvenile dermatomyositis. Rheumatology（Oxford），50：885-893，2011
7) Smith RL, et al：Skin involvement in juvenile dermatomyositis is associated with loss of end row nailfold capillary loops. J Rheumatol，31：1644-1649，2004
8) Williams RB, et al：Biomechanics, diagnosis, and treatment outcome in inflammatory myopathy presenting as oropharyngeal dysphagia. Gut，52：471-478，2003.
9) Ponyi A, et al：Cancer-associated myositis：clinical features and prognostic signs. Ann NY Acad Sci，1051：64-71，2005
10) Azuma K, et al：Incidence and predictive factors for malignancies in 136 Japanese patients with dermatomyositis, polymyositis and clinically amyopathic dermatomyositis. Mod Rheumatol，21：178-183，2011
11) Banker BQ & Victor M：Dermatomyositis（systemic angiopathy）of childhood. Medicine（Baltimore），45：261-289，1966
12) Downey EC, et al：Required surgical therapy in the pediatric patient with dermatomyositis. Arch Surg，123：1117-1120，1988
13) Gitiaux C, et al：Vasculopathy-related clinical and pathological features are associated with severe juvenile dermatomyositis. Rheumatology（Oxford），55：470-479，2016
14) Kobayashi I, et al：Interstitial lung disease associated with juvenile dermatomyositis：clinical features and efficacy of cyclosporine A. Rheumatology（Oxford），42：371-374，2003
15) Mitchell JP, et al：Juvenile dermatomyositis presenting with anasarca：A possible indicator of severe disease activity. J Pediatr，138：942-945，2001
16) Mehndiratta S & Banerjee P：Juvenile dermatomyositis presenting with anasarca. Indian Pediatr，41：752-753，2004

17) Huber AM, et al : Validation and clinical significance of the Childhood Myositis Assessment Scale for assessment of muscle function in the juvenile idiopathic inflammatory myopathies. Arthritis Rheum, 50 : 1595-1603, 2004
18) Miller FW, et al : Proposed preliminary core set measures for disease outcome assessment in adult and juvenile idiopathic inflammatory myopathies. Rheumatology, 40 : 1262-1273, 2001
19) Ruperto N, et al : Preliminary core sets of measures for disease activity and damage assessment in juvenile systemic lupus erythematosus and juvenile dermatomyositis. Rheumatology, 42 : 1452-1459, 2003
20) Ruperto N, et al : The provisional Paediatric Rheumatology International Trials Organisation/American College of Rheumatology/European League Against Rheumatism Disease activity core set for the evaluation of response to therapy in juvenile dermatomyositis : a prospective validation study. Arthritis Rheum, 59 : 4-13, 2008
21) Lazarevic D, et al : The PRINTO criteria for clinically inactive disease in juvenile dermatomyositis. Ann Rheum Dis, 72 : 686-693, 2013
22) Sanner H, et al : Disease activity and prognostic factors in juvenile dermatomyositis : a long-term follow-up study applying the Paediatric Rheumatology International Trials Organization criteria for inactive disease and the myositis disease activity assessment tool. Rheumatology, 53 : 1578-1585, 2014

第12章 鑑別すべき疾患

> **要 旨**
>
> 鑑別診断には，発症時期や筋力低下の分布，症状の進行速度などの把握に加え，筋生検が重要である．筋ジストロフィーや代謝性ミオパチー，内分泌疾患に伴う筋疾患，他の炎症性筋疾患，感染症による筋炎などを鑑別する（表）．

特徴的な皮疹や，近位筋有意の筋力低下，筋痛などの典型的症状が揃っている症例の診断は比較的容易である．しかし発症早期の症例や皮疹が目立たない症例では，より鑑別診断が重要となる．筋炎特異的自己抗体の測定とMRI検査を組み合わせることで，侵襲的な検査を減らす試みがされている[1]．しかし，確立した診断法はなく，現在でも鑑別診断においては筋生検が重要である．臨床所見や経過からJDMを含むJIIMが疑われる際には，間質性肺炎などにより筋生検が困難な場合を除き，筋生検は可能な限り速やかに行うのがのぞましい．

鑑別に際しては，発症時期や筋力低下の分布，症状の進行速度などを意識しつつ問診を進める．JDMの発症は多くが筋ジストロフィーなどに比べ早く進行する．家族歴における自己免疫疾患や遺伝性疾患の有無や，ミオパチーをきたす薬剤の服薬歴も聴取する．筋症状としては，筋把握痛や筋力低下以外に，こむら返りの有無や筋萎縮の程度，筋硬直や仮性肥大の有無などについて確認する．感覚障害や深部腱反射の異常の有無も評価する必要がある．倦怠感は非特異的な症状であるが，代謝性疾患やミトコンドリア病，神経筋接合部の障害では運動後の異常な疲労感がみられる．

1 非炎症性筋疾患

症状の進行が年単位である場合は，筋ジストロフィーや先天性ミオパチーなどを考慮する．

筋ジストロフィーの発症は，3〜5歳ごろに転倒しやすいなどの症状で気づくことが多く，乳児期に偶然に高CK血症（通常10,000 IU/L以上）に気づき診断に至ることもある．筋ジストロフィー患児では筋組織の壊死を反映して筋逸脱酵素が上昇する．炎症性筋疾患では筋ジストロフィーと比較して筋逸脱酵素上昇の程度が軽いことが多いが，病型や病期，安静度によっても筋逸脱酵素上昇の程度は変化する．筋ジストロフィー患児の骨格筋においても，炎症細胞が認められ，筋線維の壊死・再生に関与する[2,3]．しかし炎症細胞の分布は壊死をきたした筋線維周囲である．筋ジストロフィーにおける筋病理の重要な所見は筋線維の壊死・再生変化であり，壊死・再生を繰り返すため1つの標本に壊死から再生までのさまざまなフェーズの筋線維が観察される．しかし，診断のために筋生検を必要とする症例は多くなく，デュシェンヌ型筋ジストロフィーなど遺伝子検査が可能な疾患が疑われるときは，まず遺伝子検査を行い変異の同定を行う．

抗SRP抗体陽性の筋炎は，筋病理で著明な

表　JDMの鑑別が必要な代表的疾患

非炎症性筋疾患	・筋ジストロフィー ・先天性ミオパチー ・筋強直性疾患	他のリウマチ性疾患	・全身性エリテマトーデス ・強皮症 ・若年性特発性関節炎 ・混合性結合組織病 ・血管炎症候群
代謝性ミオパチー	・糖原病 ・脂質代謝異常 ・ミトコンドリア病	自己炎症疾患	・中条・西村症候群 ・TNF受容体関連周期性症候群
内分泌疾患に伴う筋疾患	・ステロイド筋症 ・甲状腺機能低下性ミオパチー ・周期性四肢麻痺 ・甲状腺中毒性ミオパチー ・電解質異常	その他の炎症性筋疾患	・X連鎖無ガンマグロブリン血症に関連した筋炎 ・悪性腫瘍関連筋炎
		感染症による筋炎	・ウイルス感染症に伴う筋炎 ・細菌感染症などに伴う筋炎

壊死・再生像を認めるリンパ球浸潤に乏しい壊死性ミオパチーが特徴であり，亜急性に経過し，筋ジストロフィーに匹敵するほどCK値が高値になる．一方で，比較的若年で発症し慢性に経過する症例が存在することが知られており，筋ジストロフィーに類似した経過を示すため注意が必要である[4,5]．

2　代謝性ミオパチー

代謝性ミオパチーには，近位筋優位の筋力低下や筋痛など，ときに炎症性筋疾患と類似の症状を呈する症例が存在する．特に小児は診断未確定の代謝性ミオパチー症例である可能性があり，診断に際し注意が必要である．主な代謝性ミオパチーには，糖代謝異常によるもの〔糖原病Ⅱ型（ポンペ病），Ⅴ型（マッカードル病）など〕，脂肪酸代謝異常によるもの（カルニチン回路異常症など），ミトコンドリア病（mitochondrial myopathy, encephalopathy, lactic acidosis, and stroke-like episodes：MELASなど）などが含まれる．

糖原病Ⅱ型（ポンペ病）の遅発型では，発症が小児〜成人におよび，乳児型と異なり心筋症状がほとんどみられず，近位筋優位の筋力低下が主症状となる．糖原病の筋病理では，筋線維内の著明なグリコーゲンの蓄積が特徴であり，乳児型のポンペ病では筋線維の著明な大小不同に加えて，ほぼすべての細胞に空胞形成がみられる．一方で，小児型では空胞は少なくなり，一部に正常な筋線維がみられ，成人型ではさらに空胞形成変化は小さくなり，正常な筋線維が多くみられる[6]．

カルニチン回路異常症であるカルニチンパルミトイルトランスフェラーゼ（CPT）Ⅱ欠損症の遅発型では，主に年長児，学童あるいは成人以降に，間欠的な横紋筋融解症や筋痛などの症状を呈する[7]．

MELASでは近位筋優位の筋力低下や高CK血症がみられるが，初発症状はけいれんや脳卒中様症状など中枢神経症状のことが多く，鑑別が困難な症例は少ない．

3　内分泌疾患に伴う筋疾患

内分泌障害に伴う筋疾患には，甲状腺中毒性ミオパチー，甲状腺機能低下に伴うミオパチー，ステロイド筋症などが含まれる．

甲状腺機能異常では，機能亢進でも低下でも筋症状を生じる[8]．甲状腺機能亢進症では，甲状腺中毒性ミオパチーを呈することがあり，近位筋優位の筋力低下がみられ，多くは無症状だが筋痛を伴うこともある．CK値は正常である．甲状腺機能低下症では近位筋優位の筋力低下や筋硬直を認め，腱反射が緩徐となる．発症はきわめて緩徐であり，筋萎縮は稀で，筋は硬く仮性肥大が認められることもある．CK値は正常の10倍ほどまで上昇することがあるが，ミオパチーを合併していない甲状腺機能低下症の患者でもCK値やLDHが上昇している．いずれも筋生検は特異的所見が乏しく，診断的意義に欠ける．

クッシング症候群やGC投与により，四肢の筋萎縮が生じ，近位筋優位の筋力低下を生じうる．

カリウムやカルシウムの電解質異常でも筋症状を呈する．高度の高カルシウム血症（13〜15 mg/dL）では，思考力の減弱に加えて，筋力の減弱が生じる．低カルシウム血症では，5〜6 mg/dL台に低下すると（急激に低下した場合は7〜8 mg/dLでも），筋肉のこわばりやテタニーを生じる．低カリウム血症では，軽度であれば悪心・嘔吐などの消化器症状に加えて，脱力感や筋力低下などの筋症状を生じるが，進行すると四肢麻痺を呈する．

4 他の炎症性筋疾患

悪性疾患に関連した筋炎は成人と異なり小児ではほとんどみられないため，JDMをみた際にルーチンに悪性疾患を検索する必要はない[9]．しかしごくわずかであるが，腫瘍随伴症状としてJDMの症状を呈した小児例の報告もあり，非典型例は注意する[10]．

X連鎖無ガンマグロブリン血症では，ウイルスの持続感染が原因と考えられるdermatomyositis-like syndromeと呼ばれる皮膚筋炎類似の病態をきたすことが報告されている[11,12]．

中條・西村症候群は遺伝性の自己炎症疾患で[13]，プロテオソームのサブユニットをコードする*PSMB8*遺伝子の変異により，プロテオソームの機能が低下し発症すると考えられている．生後2カ月〜8歳までの幼少期に手足の凍瘡様皮疹で発症することが多く，その後，皮疹が広がり，発熱や筋炎症状を繰り返す．発症時に百日咳やサイトメガロウイルス感染症が重なり，発症の誘因となった可能性が疑われる症例がある．CKやアルドラーゼなどの筋原性酵素上昇を認め，長期経過では抗核抗体が陽性になることもある．皮疹は結節性紅斑が特徴的とされるが，眼瞼のヘリオトロープ様紅斑を認めることがある．MRIではJDM類似の筋炎所見が確認される．また筋炎以外に，関節拘縮や筋萎縮，リポジストロフィーをきたす症例がある．しだいに竹節様手指と呼ばれる特徴的な長く節くれだった指が明らかとなる．大脳基底核の石灰化は早期よりみられ，JDMとの鑑別点として重要な所見である．

TNF受容体関連周期性症候群は，Ⅰ型TNF受容体をコードする*TNFRSF1A*遺伝子の変異により生じる自己炎症疾患である．常染色体優性遺伝形式をとる．発熱発作に伴い筋膜炎と考えられる筋痛を伴うことがある[14]．その他，皮疹や眼窩周囲浮腫，関節痛なども生じ得るため，家族歴のある症例では鑑別に注意する．

また，他のリウマチ性疾患にJDMが合併するオーバラップ症候群がある．混合性結合組織病では筋炎症状がみられるが，speckled patternの抗核抗体が高力価陽性で，抗U1-RNP抗体が陽性であり，鑑別診断は比較的容易である．線維筋痛症では，圧痛点が陽性となり，筋原性酵素上昇はみられない．

5 感染症による筋炎

インフルエンザA/Bや，コクサッキーBな

どのウイルス感染により，一過性の筋炎を生じることがある．多くは2,3日の経過で改善するため治療を要しないが，数週間遷延する症例もある．インフルエンザでは発熱や上気道症状などの感染性の症状が先行した後，典型例では3日ほどで（長くとも2週間までに）筋症状が出現する[15]．マイコプラズマ感染症[16]や，サルモネラ感染症[17]，エルシニア感染症[18]なども筋炎の原因となりえる．ブドウ球菌や連鎖球菌の菌血症により急速に進行する化膿性筋炎や壊死性筋膜炎を生じることがある．欧米では稀にトキソプラズマの後天性感染による筋炎が認められている[19,20]．

文献

1) Tansley SL, et al：The diagnostic utility of autoantibodies in adult and juvenile myositis. Curr Opin Rheumatol, 25：772-777, 2013
2) Madaro L & Bouche M：From innate to adaptive immune response in muscular dystrophies and skeletal muscle regeneration：the role of lymphocytes. Biomed Res Int, 2014：438675, 2014
3) Mojumdar K, et al：Inflammatory monocytes promote progression of Duchenne muscular dystrophy and can be therapeutically targeted via CCR2. EMBO Mol Med, 6：1476-1492, 2014
4) Benveniste O & Romero NB：Myositis or dystrophy? Traps and pitfall. Presse Med, 40（4 Pt 2）：e249-255, 2011
5) Ikeda K, et al：Chronic myopathy associated with anti-signal recognition particle antibodies can be misdiagnosed as facioscapulohumeral muscular dystrophy. J Clin Neuromuscul Dis, 17：197-206, 2016
6) 三橋里美，西野一三：6筋生検による病理診断．「ポンペ病（糖原病Ⅱ型）- Pompe disease：Current Diagnosis and Treatment」（衞藤義勝/編），pp87-91, 診断と治療社, 2009
7) Rubio-Gozalbo ME, et al：Carnitine-acylcarnitine traslocase deficiency, clinical, biochemical and genetic aspects. Mol Aspects Med, 25：521-532, 2004
8) Zürcher RM, et al：Effect of thyroid dysfunction on thigh muscle efficiency. J Clin Endocrinol Metab, 69：1082-1086, 1989
9) Rider LG, et al：Developments in the classification and treatment of the juvenile idiopathic inflammatory myopathies. Rheum Dis Clin North Am, 39：877-904, 2013
10) Morris P & Dare J：Juvenile dermatomyositis as a paraneoplastic phenomenon：an update. J pediatr Hematol Oncol, 32：189-191, 2010
11) Thyss A, et al：Dermatomyositis syndrome in X-linked hypogammaglobulinemia. Case-report and review of the literature. Acta Derm Venereol, 70：309-313, 1990
12) Ersoy F, et al：X-linked agammaglobulinemia：clinical and immunologic evaluation of six patients. Turk J pediatr, 32：241-247, 1990
13) 金澤伸雄, 他：中條-西村症候群．日本臨床免疫学会雑誌, 34：388-400, 2011
14) Ida H, et al：Successful treatment using tacrolimus (FK506) in a patient with TNF receptor-associated periodic syndrome (TRAPS) complicated by monocytic fasciitis. Rheumatology (Oxford), 45：1171-1173, 2006
15) Rider LG, et al：Juvenile Dermatomyositis.「Textbook of Pediatric Rheumatology, 7th ed」(Petty RE et al eds.) pp351-383, Elsevier, 2016
16) Aihara Y, et al：A pediatric case of polymyositis associated with Mycoplasma pneumoniae infection. Scand J Rheumatol, 26：480-481, 1997
17) Minami K, et al：Pyomyositis of the vastus medialis muscle associated with Salmonella enteritidis in a child. Pediatr Radiol, 33：492-494, 2003
18) Gautier E, et al：Tumor-like pyomyositis of the thigh caused by Yersinia enterocolitica. Clin Infect Dis, 23：658-659, 1996
19) Cuomo G, et al：Severe polymyositis due to Toxoplasma gondii in an adult immunocompetent patient：a case report and review of the literature. Infection, 41：859-862, 2013
20) Schoter HM, et al：Juvenile dermatomyositis induced by toxoplasmosis. J Child Neurol, 2：101-104, 1987

第13章 治療

I 治療総論

要旨

治療開始前に感染症チェックと胸部CTを施行する．経験豊富な小児リウマチ医にコンサルトし，専門施設における治療を検討する．それが難しい場合，専門施設に併診させ，常に連携して診療を進める．治療の中心はグルココルチコイド（GC）である．早期に十分なGCを使用して炎症を鎮静化させることが重要である．免疫抑制薬の併用でGCの減量効果が期待される．間質性肺炎合併例および劇症例・重症例に対してはより強力な治療を行う．皮膚症状のみのADMに対しては原則局所療法のみで対応するが，病変が広範でQOLを低下させる例では治療強化を検討する．

1 治療開始前の評価

GCに加え免疫抑制薬も長期間使用することから，治療開始前にB型肝炎（HBs抗原，HBs抗体・HBc抗体）・C型肝炎抗体，結核（クォンティフェロン®，T-スポット®.TBなど）の評価をすべきである．また治療開始までの猶予がある場合には水痘・麻疹などへの感受性者に対して予防接種を行う[1,2]．SHARE（Single Hub and Access point for pediatric Rheumatology in Europe）は肺拡散能を含む呼吸機能検査を行い，間質性肺疾患合併が疑われる症例では胸部CTを推奨しているが[3]，本邦における間質性肺炎合併頻度とその死亡率を考慮し，JDMと診断された症例は全例治療開始前に胸部CTを施行することを強く推奨する．

2 専門医（施設）へのコンサルト

SHAREの推奨にもあるように，治療は経験豊富な小児リウマチ医の所属する専門施設で行うことを強く推奨する[3]．ここでいう小児リウマチ医とは，日本小児リウマチ学会運営委員，本手引き作成委員，もしくは小児科専門医・リウマチ専門医の両者を取得している医師が相当する．地域的な理由からどうしても専門施設での治療が行えない場合には，これらの専門医と密に連携を取りながら治療すべきである．

3 治療の概要

GCの登場でJDMの死亡率は30％以上から10％程度まで低下したことからその有効性は明らかであり，現在も治療の基本はGCである．しかし重症・劇症型あるいは重篤な合併症を有する症例などには特別な注意が必要である．最

近のSHAREよるJDMの推奨では，軽/中等症と重症の2つに分けた治療アルゴリズムが示されている．しかし，本邦では間質性肺炎合併例が特に問題となり，またMTXの使用量・投与経路にも制限があることから，ここでは現状に即した治療アルゴリズムを提起する（図1）．まず間質性肺炎合併例や重症・劇症型を選別し，強力な治療を開始する．一見軽症にみえる場合でも，将来の石灰化などの懸念から早期より強力に治療して早期に病勢を鎮静化する必要がある．治療が順調に進んでも拙速をさけて維持量のGCを2年程度投与した後，さらに1～2年かけて漸減中止する．

治療の考え方

- 間質性肺炎非合併例で重症・劇症型の条件を満たさない症例では，従来プレドニゾロン（PSL）1日量2 mg/kgを4週間投与し，以後漸減する方法が行われてきたが，この方法ではGCの副作用が強く出る．初期より免疫抑制薬を適切に併用しGCの総投与量を減らす工夫が必要となる．免疫抑制薬としてはMTX週1回投与が国内外で用いられる．MTX併用によりGC早期減量が可能である．専門医は非重症例でもステロイドパルス療法から治療開始し，1～3クール施行後の後療法にPSL1日量0.7～1.5 mg/kgを用い，漸減する傾向にある．標準的な治療導入法と典型的な治療経過を図2，3に示す．
- アザチオプリン（AZA）は重症膠原病に対して保険適用がある．副作用や服用後の不快感などによりMTX服用できない症例，IVCY施行中の非投与日の治療薬として選択されることが多い．
- 間質性肺炎合併例では，ステロイドパルス療法とカルシニューリン阻害薬もしくはIVCY

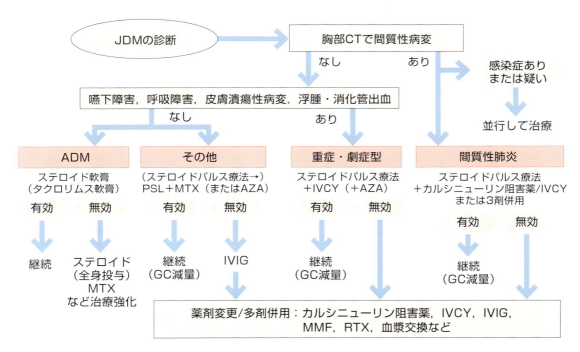

図1 JDMの治療アルゴリズム
- GC ：グルココルチコイド
- PSL：プレドニゾロン
- MTX：メトトレキサート
- AZA：アザチオプリン
- IVCY：シクロホスファミド静注療法
- IVIG：大量免疫グロブリン静注療法
- MMF：ミコフェノール酸モフェチル
- RTX：リツキシマブ

> **mPSLパルス療法（mPSL 30 mg/kg/日：最大1,000 mg）を3日連続1クールとして，1〜3クール**
> ・後療法でPSL内服必要．パルス間・後はPSL 0.7〜1.5 mg/kg/日（状態に応じて）
> ・以降は検査値と臨床症状をみながら2〜4週ごとに0.1 mg/kgずつ漸減*
> ・PSL 0.5 mg/kg/日となればさらにゆっくりと漸減し0.15〜0.2 mg/kgを目指す
> ・0.15〜0.2 mg/kgで寛解状態ならその量を維持量として1〜2年間継続
> ・長期寛解維持を確認後にPSL維持量からさらなる漸減を開始し中止を試みる
> ・漸減中止の前には副腎皮質の機能確認も忘れずに
> ＊減量例：0.2〜0.5 mg/kgずつ減量．その後0.7〜1.0 mg/kgからは0.1 mg/kgずつ減量

➕ （MTX併用開始のタイミングはパルス療法終了後からの施設が多い）

> **MTX 0.35〜0.65 mg/kg or 10〜15 mg/m^2（分1），週1回，朝食前**
> **〔葉酸 1〜5 mg（〜10 mg）（分1），週1回，MTX服用の翌日，朝食後〕**
> ・肝逸脱酵素上昇や消化器症状など副作用が強く出ない限りPSLとの併用を継続
> ・PSL中止後も寛解維持を1年間ほど確認できればMTXも中止を試みる
> ・MTXの中止方法は急に中止したり，漸減したりと施設によって異なり確立されていない

・上記治療に難渋，MTXが副作用で服用困難な場合，重症例への追加治療を行う
・間質性肺炎合併例はMTXの代わりに以下のいずれかを選択する
　　CyA 3〜5 mg/kg/日（分2），目標トラフ値 100〜150 ng/mL（参考値）
　　TAC 0.06〜0.12 mg/kg/日（分2），目標トラフ値 5〜10 ng/mL（参考値）
　ほかにIVCY，IVIG，MMF，AZA，リツキシマブなど選択肢がある

図2 間質性肺炎非合併例で重症・劇症型の条件を満たさない症例の標準的な治療導入法
mPSL：メチルプレドニゾロン　　IVCY：シクロホスファミド静注療法
PSL　：プレドニゾロン　　　　　IVIG：大量免疫グロブリン静注療法
MTX　：メトトレキサート　　　　MMF：ミコフェノール酸モフェチル
CyA　：シクロスポリンA　　　　 AZA：アザチオプリン
TAC　：タクロリムス

を行う．また特に急速進行性間質性肺炎が疑われる場合にはステロイドパルス療法・カルシニューリン阻害薬・IVCYの3剤併用を行う．
● 重症もしくは劇症型では当初よりステロイドパルス療法とIVCY療法を行う．
● 上記のいずれの治療にも治療抵抗性を示す場合には，時期を逸することなく多剤併用や薬剤変更に踏み切る必要がある．最近，ステロイド抵抗性の症例に対してはIVIGが保険収載された．また，保険適用はないがミコフェノール酸モフェチル（MMF），リツキシマブ，血漿交換の有用性も報告されている．

● 間質性肺炎を合併しない若年性無筋症性皮膚筋炎に対してはGC軟膏による局所療法が基本であるが，TAC軟膏の有用性も示されている．

GC減量中に皮膚所見のみ悪化することがあり，通常はステロイド軟膏やTAC軟膏で対応する．症状が強い場合や病勢そのものの悪化が疑われる場合には全身的な治療の強化を検討する．

各治療の詳細は第13章Ⅱ〜Ⅺの各論を参照されたい．

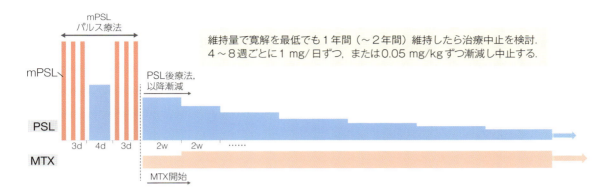

GC
- mPSL 30 mg/kg/日，3日間（1クール）を2クール施行
- パルス間の4日間はPSL 1 mg/kg/日内服
- パルス終了後PSL後療法として0.7 mg/kg/日投与．2週間ごとに0.1 mg/kgずつ減量
- PSL 0.6 mg/kg/日〜0.5 mg/kg/日のタイミングで退院．以降4〜8週間ごとに0.1 mg/kgずつ減量
- 0.15 mg/kg/日〜0.2 mg/kg/日の量になったら維持量として同量を継続

MTX
- MTXは予定パルスが終了したら開始．5〜7 mg/m^2/週で導入し，肝障害など副作用がないことを確認し10〜15 mg/m^2/週に増量．副作用が出現しない限りこれを維持量とする
- 薬剤吸収の観点から食前の服用がのぞましい

  処方例：メトレート®錠2 mg 7錠（分1），朝食前，土曜のみ

- PSLが中止できれば，その数カ月〜1年後にMTXも中止する．中止方法は漸減する方法と即中止する方法があり，施設によって異なりエビデンスはない

図3 典型的JDMに対する治療の一例（開始から中止まで）

文献

1) Kobayashi I, et al：Pediatric Rheumatology Association of Japan（PRAJ）Recommendation for Vaccination in Pediatric Rheumatic Diseases. Mod Rheumatol, 25：335-343, 2015
2) 小林一郎, 森 雅亮：小児リウマチ性疾患に対する予防接種．「小児の臓器移植および免疫不全状態における予防接種ガイドライン2014」（日本小児感染症学会／監），協和企画，2014
3) Enders FB, et al：Consensus-based recommendations for the management of juvenile dermatomyositis. Ann Rheum Dis, 76：329-340, 2017

II グルココルチコイド

要旨

グルココルチコイド（GC）〔プレドニゾロン（PSL）およびメチルプレドニゾロン（mPSL）〕はJDM治療のキードラッグである．保険適用があり，診断がつけばJADMを除く全例で導入する．寛解を長期間維持できれば中止が可能である．副作用は後述するように多岐にわたるが，上手に使用・漸減することで対応可能である．病勢を抑えるために，総投与量が結果的に減るように初期導入はmPSLパルス療法で開始することが一般的である．

1 作用機序

GCは細胞質のglucocorticoid receptor（GR）と結合し，活性型となる．活性型GRは核に移行して標的遺伝子や転写制御因子に結合し，さまざまな遺伝子発現の誘導・抑制作用を示す．アラキドン酸カスケード，好中球の動員，マクロファージやT細胞の増殖や機能，サイトカイン合成，タンパク分解酵素合成，接着分子の発現などを抑制することで抗炎症作用・免疫抑制作用を発揮する．

2 成人・小児における位置づけ

成人のみならず小児においてもGCが治療の中心である．以前は30％が死亡，30％が後遺症を残すといわれた皮膚筋炎もGCをキードラッグとして用いるようになってから予後が改善し，現在の致死率は5％未満となった[1]．JDMに対して有効性が報告されたのは1983年[2]で，以降世界中で使われるようになった．成人においては，初期量として1日量PSL 1 mg/kg（最大80mg）で開始する[3]．病勢評価しながら初期量を4〜6週間続けて以降漸減していく．成人では6週間を超えて投与するとステロイド筋症のリスクが高くなるため初期量の長期維持は推奨されていない．重症例にはmPSLパルス療法から開始することがある．成人の場合は長期間，半永久的にPSL少量内服を続ける必要がある．

3 JDMに対する使用方法

内服から導入する方法と，mPSLパルス療法で導入後に内服に変更する方法があり，施設・医師の考え方や臨床経過，重症度などを考慮して決定される．パルス療法単独のみでは再燃再発のリスクが高いため推奨されておらず，後療法としてPSL内服を継続する必要がある[4]．

1．内服での治療開始

内服で治療開始する場合はPSL 1日量2 mg/kg（分3）（最大60〜80 mg/日）で開始．開始後2週間以内に筋原酵素が正常化しない場合にはパルス療法や追加治療を検討する[5]．2〜6週間で筋力や皮疹の改善，筋原酵素の改善を得られればPSLを長期間かけて漸減し，少量を維持量として治療継続する[6]．後述するMTXを併用することでGCの早期減量が可能である[7]．導入時の1日量PSL 1 mg/kgは2 mg/kgと比較すると臨床効果が不十分であるため推奨されていない[2,8]．

2. mPSLパルス療法

mPSLパルス療法では，mPSL 30 mg/kg（最大1,000 mg）を生理食塩液などに混和し，2時間で点滴静注する．通常は3日間連続して投与し（1クール），反応性・安全性に鑑み，1週間間隔で1～3クール行う．血栓形成予防のため，mPSLパルス1～2日前からAPTTの1.5倍延長を目標にヘパリンを1時間当たり10～15 U/kgあるいは1日量200 U/kgで併用し，mPSL投与終了翌日まで持続する．パルス療法中は，心電図などを装着し，血圧上昇，不整脈の監視を行う．異常があらわれれば，投与速度を減速するか，一時中断する．高血圧時は降圧薬を使用する．

mPSLパルス療法で治療開始した場合と内服1日量PSL 2 mg/kgで開始した場合の比較では，両者の効果に差は認めなかった[9]．しかしこの報告では，より重症例にパルス療法が行われていたため，真の比較試験ではないことに留意すべきである．JDMでは消化管障害をきたしうるため，より重症な症例は消化管からのPSL吸収障害を懸念しパルス療法から開始するという考え方がある．本邦の専門医施設では初期導入治療としてmPSLパルス療法が選択されることが多い．

3. 減量方法，そのほか

JDMではDrug-free寛解を達成できる可能性があるため，病勢を評価しながらPSL漸減を行う．維持量で寛解状態が1～2年間続いた例では，薬剤の中止を検討する．漸減方法の詳細を図3（p.69）に示す．維持量とは，再燃する量よりも少しだけ多い量のことを指し，個人差はあるが，PSL 1日量0.15～0.2 mg/kgであることが多い．PRINTOでは0.2 mg/kgと記載されている[10]．

治療開始時の臨床症状により，例えば致死的な間質性肺炎合併例ではGCに最初からIVCYやカルシニューリン阻害薬などを併用することが一般的である[11]．

4 副作用

GCは用量・期間依存性に，大量にかつ長期であるほど副作用は出やすい．治療は効果が副作用を明らかに上回るように用量調整などを行い，副作用のモニタリングを行いながら継続する．副作用は易感染，消化性潰瘍，成長障害，骨粗鬆症，高血圧，糖尿病，脂質異常症，精神障害，血栓症，白内障，緑内障，中心性肥満，満月様顔貌，食欲亢進，月経異常など多岐にわたるが詳細は成書を参照されたい．

文献

1) Huber A & Feldman BM：Long-term outcomes in juvenile dermatomyositis：how did we get here and where are we going? Curr Rheumatol Rep. 7：441-446, 2005
2) Bowyer SL, et al：Childhood dermatomyositis：factors predicting functional outcome and development of dystrophic calcification. J Pediatr. 103：882-888, 1983
3) Drake LA, et al：Guidelines of care for dermatomyositis. American Academy of Dermatology. J Am Acad Dermatol. 34：824-829, 1996
4) Laxer RM, et al：Intravenous pulse methylprednisolone treatment of juvenile dermatomyositis. Arthritis Rheum. 30：328-334, 1987
5) 小林一郎：若年性皮膚筋炎－早期診断・早期治療が必要な膠原病．日本小児科学会雑誌．116：499-508, 2012
6) Sullivan DB, et al：Prognosis in childhood dermatomyositis. J Pediatr. 80：555-563, 1972
7) Ramanan AV, et al：The effectiveness of treating juvenile dermatomyositis with methotrexate and aggressively tapered corticosteroids. Arthritis Rheum. 52：3570-3578, 2005
8) Tabarki B, et al：Childhood dermatomyositis：clinical course of 36 patients treated with low doses of corticosteroids. Eur J Paediatr Neurol. 2：205-211, 1998
9) Seshadri R, et al：The role of aggressive corticosteroid therapy in patients with juvenile dermatomyositis：a propensity score analysis. Arthritis Rheum. 59：989-995, 2008
10) Ruperto N, et al：Prednisone versus prednisone plus ciclosporin versus prednisone plus methotrexate in new-onset juvenile dermatomyositis：a randomized trial. Lancet. 387：671-678, 2016
11) Stringer E, et al：Treatment approaches to juvenile dermatomyositis（JDM）across North America：The Childhood Arthritis and Rheumatology Research Alliance（CARRA）JDM Treatment Survey. J Rheumatol. 62：1953-1961, 2010

III メトトレキサート

要旨

メトトレキサート（MTX）は，現在JDMに対しては保険適用外の薬剤であるが，実際にはルーチンで用いられている．PSLと併用することでPSLが漸減しやすくなり，結果的にPSL副作用の軽減につながるため，併用薬の第一選択薬である．ただしMTXアレルギーの場合は別の免疫抑制薬を選択する．本邦での投与方法は，10 mg/m^2，週1回空腹時（朝食前）経口投与とすることが多い．催奇形性を有するため妊婦には禁忌であり，妊娠可能年齢の女性に対して使用する際には避妊の指導などが必要である．

1 作用機序

MTXは葉酸依存性の代謝経路を抑制する．Dihydrofolic acid reductaseの抑制が知られており，葉酸のdihydro-およびtetrahydrofolic acidへの還元を阻害する．結果，DNA合成およびこの酵素が触媒するRNAやタンパク質の合成も阻害して細胞がS期に入る速度を遅延させることで免疫抑制効果を発揮する．

2 成人・小児における位置づけ

成人ではPSLとMTXを併用することで一部の症例には有益だが，その効果と副作用を考慮すると初期で併用する方法は一般的でなく各症例によって特にPSL抵抗例に用いられることが多い．

JDMでは，PSL単独治療とPSL＋MTX併用療法を比べると筋力や臓器機能の回復など，効果に差はないが，併用療法ではPSLの漸減速度を早めたり，総投与量を減らすことが可能であり，GCの副作用を減らす点で利点がある[1,2]．そのため初期治療としてPSLとMTXの併用療法が選択されることが多い．MTXに対するアレルギーがない場合はPSLと併用する薬剤の第一選択薬の位置づけにある．

3 JDMに対する使用方法

海外でのMTX投与法は皮下注・筋注・静注で行われており，また用量も経口では20 mg/m^{2}と本邦よりも多い[3]．本邦では，現時点でDM/JDMに対しての保険適用はないが，関節リウマチ・若年性特発性関節炎に適応があるためリウマチ専門医はその使用に長けている．実際の投与量は，8〜15 mg/m^{2}あるいは0.35〜0.65 mg/kg（最大12〜16 mg）の週1回経口投与が主である．薬剤吸収の観点から空腹時（朝食前）服用がのぞましいとされている．

後述する副作用を軽減する目的で葉酸併用も広く行われている．SHAREは，エビデンスは高くないもののDrug-free寛解を目指す場合，PSL中止後最低でも1年間はMTXを継続することを推奨している[4]．本邦では，PSL中止後数カ月〜2年間のMTX単剤治療で寛解維持が可能であった例にMTX中止を試みられることが多い．MTXの中止方法は，漸減して中止する場合と漸減せず即中止する場合など，施設によって異なっておりコンセンサスは得られていない．

4 使用上の注意点

副作用として間質性肺炎・肺線維症が知られ

ている一方で，JDMに合併した間質性肺炎に対するMTXの有効例も報告されていることから，MTXは間質性肺炎における選択肢の1つであり，必ずしも禁忌ではない．ただし，使用にあたってはリスクとベネフィットを考慮し，JDMの診療に精通した専門医と連携をとって治療にあたることがのぞましい．また，催奇形性や胎児死亡のリスクがあるため，妊婦または妊娠している可能性のある女性には禁忌であり，MTX服用中は避妊させる．

5 副作用

MTXの副作用として嘔気・嘔吐，口内炎，口腔潰瘍，肝逸脱酵素上昇，汎血球減少，間質性肺炎，肺線維症，易感染，白質脳症，脱毛などあるため，MTX毒性軽減目的でMTX服用の翌日に葉酸をMTX量の25～50％量服用する方法がある．葉酸補充をしてもMTXの薬効を損なうことはないとされている．妊娠中の胎児死亡・催奇形が多く報告されており，妊娠可能年齢の女性には特に指導を要する．

【MTX＋葉酸の処方例】

メトレート®錠2 mg 5錠（分1）朝食前，週1回・土曜日

フォリアミン®錠5 mg 1錠（分1）朝食後，週1回・日曜日

9歳女子 身長130 cm 体重25 kgの場合：
・体表面積 0.95 m^2
・MTX 10.5 mg/m^2
※体表面積算出方法の1つ　$BSA = \sqrt{\dfrac{身長(cm) \times 体重(kg)}{3,600}}$

文 献

1) Ramanan AV, et al：The effectiveness of treating juvenile dermatomyositis with methotrexate and aggressively tapered corticosteroids. Arthritis Rheum, 52：3570-3578, 2005
2) Al-Mayouf S, et al：Efficacy of early treatment of severe juvenile dermatomyositis with intravenous methylprednisolone and methotrexate. Clin Rheumatol, 19：138-141, 2000
3) Miller LC, et al：Methotrexate treatment of recalcitrant childhood dermatomyositis. Arthritis Rheum, 35：1143-1149, 1992
4) Enders FB, et al：Consensus-based recommendation for the management of juvenile dermatomyositis. Ann Rheum Dis, 76：329-340, 2016

IV シクロスポリン

要旨

シクロスポリン（CyA）は間質性肺炎合併例，MTXが副作用のため使用できない例や難治抵抗例への追加薬として，以前より使用されてきた．同じカルシニューリン阻害薬であるタクロリムスはDMに合併した間質性肺炎に保険適用があるが，CyAはDM，JDMいずれも保険適用外の薬剤である．

1 作用機序

カルシニューリンは脱リン酸化酵素であり，NF-AT（nuclear factor of activated T cells，活性化T細胞核内因子）の活性化にかかわっている．CyAは細胞質内タンパクであるシクロフィリンに結合し，この複合体がカルシニューリンを阻害する．これにより活性化T細胞内のNF-ATの活性化やDNA結合を阻害する．結果的にこれらの阻害はIL-2遺伝子発現・IL-2産生を阻害し免疫抑制効果を発揮する．

2 成人・小児における位置づけ

MTXと違って抵抗例や重症例に限られて用いられるためまだエビデンスは十分ではない．ただし，成人では初期治療としてあるいは抵抗例・重症例に対する追加治療においてCyAの有用性が報告されており[1,2]，初期治療として導入している施設も少なくない．

JDMに対するCyAは，抵抗例や再発例の追加治療薬として位置づけられている．PSL＋MTX，PSL＋CyAで比較（ただしMTXは本邦と比較して投与量が多く筋注である）すると，効果（PSL漸減の早さなど）に大きな差はなかったが，MTX群よりもCyA群の方が副作用（多毛，高血圧，腎障害）が多いため[3]，初期治療の併用薬第一選択はMTXである．ただし，JDM重症例，抵抗例，再発例に対してのCyAの有効性は報告されており[4,5]，PSL＋MTXでコントロール不十分な場合，重症例などには追加治療として検討すべき薬剤である．

3 JDMに対する使用方法

投与量は乾癬やネフローゼ症候群を参考に1日量3〜5 mg/kgで使用されているが，JDMに対する有効血中濃度は確立されたものがまだない．厚生労働科学研究特定疾患対策事業びまん性肺疾患研究班および日本呼吸器学会びまん性肺疾患診断・治療ガイドライン作成委員会の編集による「特発性間質性肺炎の診断・治療ガイドライン」や海外の報告を参考に，成人間質性肺炎合併例に対するCyA血中濃度はトラフ値で海外では200 ng/mL，本邦では100〜150 ng/mLを目標とし[5,6]，投与2時間後の適正濃度は1,000 ng/mLとされている[7]．CyAのトラフ値に関しては，十分な免疫抑制効果を得るには100 ng/mL以上必要であるものの，300 ng/mL以上では重篤な副作用の出現頻度が増加するため，強い免疫抑制を必要とする場合は200〜300 ng/mL，そうでない場合は100〜200 ng/mLとするのが一般的である．ただし，長期間投与を行う場合，100〜200 ng/mLの血中濃度が持続することで腎障害のリスクが高

くなるため，病勢を参考に，トラフ値を50〜100 ng/mLへ変更することも多い．重症例，特に間質性肺炎合併例では常に200 ng/mL前後に保つ必要があるが，緩徐進行型の間質性肺炎であればトラフ値が100 ng/mL前後でも有効であった報告も散見されており今後の情報の蓄積が待たれる．

経口摂取困難時には注射製剤を用いることもあるが，経口薬同様に保険適用はない．内服可能となればできるだけ早く内服に切り替える．注射製剤で投与する場合も目標血中濃度は同じである．

投与の中止は，MTX同様に，PSL中止後寛解を1年間は維持した際に考慮する．

4 使用上の注意点

生ワクチンの接種は禁忌である．同じ免疫抑制薬であるタクロリムスはCYP3A4で代謝されることから競合拮抗により血中濃度が上昇するため併用禁忌である．また，マクロライド系抗菌薬，アゾール系抗真菌薬やカルシウム拮抗薬も併用によりCyA血中濃度が上昇しうるため併用注意薬となっている．併用注意薬・禁忌薬が多いため，必ずDI（薬剤情報）を確認する．同様に，グレープフルーツ・金柑・夏みかん，スウィーティー・ポメロ・サワーオレンジなどの柑橘類はCYP3A4を阻害し不活性化するフラノクマリンを含み，結果として薬の吸収量を高めて作用を増強することから摂取を避けるように指導を行う．ただし，バレンシアオレンジ・レモン・かぼす・温州みかんはフラノクマリンをほとんど含まない[8]ので摂取可能である．

以前，妊娠中の使用は禁忌とされていたが，流産や催奇性の有意な増加がないことが報告され，妊娠中でも必要があれば使用することが認められた．

5 副作用

CyAの副作用として，易感染，高血圧，脂質異常症，多毛，歯肉肥厚，神経症状に加え，腎毒性が重要である．CyA腎症の要因は尿細管萎縮，尿細管間質の線維化，輸入細動脈のヒアリン様変性・収縮による腎血流低下である．多くは可逆性の変化であるため，腎機能の定期的な観察を行い留意すべきである．また腎機能が正常で尿所見がなくともCyA腎症・輸入動脈収縮の進行は起こるため，長期使用している場合は腎生検による評価を行うことがのぞましい．

文献

1) Grau JM, et al : Cyclosporine A as first choice therapy for dermatomyositis. J Rheumatol, 21 : 381-382, 1994
2) Qushmaq KA, et al : Cyclosporine A in the treatment of refractory adult polymyositis/dermatomyositis : population based experience in 6 patients and literature review. J Rheumatol, 27 : 2855-2859, 2000
3) Ruperto N, et al : Prednisone versus prednisone plus ciclosporin versus prednisone plus methotrexate in new-onset juvenile dermatomyositis : a randomized trial. Lancet, 387 : 671-678, 2016
4) Heckmatt J, et al : Cyclosporin in juvenile dermatomyositis. Lancet, 1 : 1063-1066, 1989
5) Kobayashi I, et al : Interstitial lung disease associated with juvenile dermatomyositis : clinical features and efficacy of cyclosporine A. Rheumatology (Oxford), 42 : 371-374, 2003
6) Reiff A, et al : Preliminary evidence for cyclosporine A as an alternative in the treatment of recalcitrant juvenile rheumatoid arthritis and juvenile dermatomyositis. J Rheumatol, 24 : 2436-2443, 1997
7) Nagai K, et al : Therapeutic drug monitoring of cyclosporine microemulsion in interstitial pneumonia with dermatomyositis. Mod Rheumatl, 21 : 32-36, 2011
8) 「薬と食の相互作用（上巻）薬と食・嗜好品の出会いで起こる有害物質」（澤田康文／著），pp6-105，医薬ジャーナル社，2005

V タクロリムス

> **要旨**
>
> タクロリムス（TAC）は，最近，JDMに使われるようになったカルシニューリン阻害薬で，シクロスポリンよりも使用経験は乏しいが，すでにDMに合併した間質性肺炎には保険適用がある．間質性肺炎合併例，MTXが副作用のため使用できない例や難治抵抗例への追加薬という位置づけにある．

1 作用機序

TACは細胞内にあるFKBP（FK506 binding protein）と結合し，CyA同様にカルシニューリンを阻害することで免疫抑制効果を発揮する．

2 成人・小児における位置づけ

成人ではCyAと同様な位置づけにあり，特に重症例には初期からPSLとの併用療法が推奨されている．PSL＋CyAで効果不十分であった例がPSL＋TACに変更することで有効となったとの報告もある[1]．本邦では現在，プログラフ®カプセルがPM／DMに合併する間質性肺炎に保険適用があり，1日量0.075 mg/kg（分2）で用いられる．最適な血中濃度ははっきりしていないが，トラフ値5～10 ng/mLを目標としている．小児では成人ほどの使用例数がないが，いくつか有効性の報告がある[2～4]．ただし，プログラフ®顆粒には保険適用はない．

3 JDMに対する使用方法

JDMでも成人同様に，PSL＋MTXやCyA追加治療に反応不良例で，PSLの併用薬として選択される．エビデンスには乏しいが，1日量0.06～0.12 mg/kg（分2）で使用し，目標トラフ値を成人同様5～10 ng/mLとすることが一般的である．長期間投与する場合，5～10 ng/mLのトラフ値が維持されることにより腎障害のリスクが高くなるため，病勢を参考に3～5 ng/mLへ変更する．また皮膚病変に対しては，TAC軟膏塗布の有効性も報告されている[5,6]．

4 使用上の注意点

CyAと同じく，生ワクチンの接種は禁忌である．CyAと同様，CYP3A4で代謝されることから，CyAの併用は禁忌である．また，マクロライド系抗菌薬，アゾール系抗真菌薬やカルシウム拮抗薬も併用によりTAC血中濃度が上昇しうるため併用注意薬となっている．併用注意薬・禁忌薬が多いため，必ずDI（薬剤情報）を確認する．同様に，グレープフルーツ・金柑・夏みかん・スウィーティー・ポメロ・サワーオレンジなどの柑橘類はCYP3A4を阻害し不活性化するフラノクマリンを含み，結果として薬の吸収量を高めて作用を増強することにから摂取を避けるように指導を行う．ただし，バレンシアオレンジ・レモン・かぼす・温州みかんはフラノクマリンをほとんど含まない[7]ので摂取可能である．

以前，妊娠中の使用は禁忌とされていたが，流産や催奇性の有意な増加がないことが報告され，妊娠中でも必要があれば使用することが認められた．

5 副作用

副作用は，高血糖，高尿酸血症，高カリウム血症，腎機能障害，振戦，易感染，悪性腫瘍などがある．TACもCyA同様に長期使用による腎症のリスクがあるため長期使用の場合は腎生検も含めたモニタリングがのぞましい．

文献

1) Takada K, et al : Polymyositis/dermatomyositis and interstitial lung disease : a new therapeutic approach with T-cell-specific immunosupressants. Autoimmunity, 38 : 383-392, 2005
2) Yamada A, et al : Steroid-sparing effect of tacrolimus in a patient with juvenile dermatomyositis presenting poor bioavailability of cyclosporine A. Eur J Pediatr, 163 : 561-562, 2004
3) Hssan J, et al : Treatment of refractory juvenile dermatomyositis with tacrolimus. Clin Rheumatol, 27 : 1469-1471, 2008
4) Kobayashi I, et al : Tacrolimus in combination with methotrexate and corticosteroid for the treatment of child-onset anti-SRP antibody-positive necrotizing myopathy. Scand J Rheumatol, 29 : 1-2, 2016
5) Hollar CB & Jorizzo JL : Topical tacrolimus 0.1% ointment for refractory skin disease in dermatomyositis : a pilot study. J Dermatolog Treat, 15 : 35-39, 2004
6) Garcia-Doval I & Cruces M : Topical tacrolimus in cutaneous lesions of dermatomyositis : lack of effect in side-by-side comparison in five patients. Dermatology, 209 : 247-248, 2004
7) 「薬と食の相互作用（上巻）薬と食・嗜好品の出会いで起こる有害物質」（澤田康文/著），pp6-105, 医薬ジャーナル社, 2005

VI アザチオプリン

要旨

アザチオプリン（AZA）は，治療抵抗性のJDMに対し保険適用がある．他剤の治療反応性が不十分な場合や，GCの副作用のリスクを軽減させる目的で使用する．主な副作用は消化器症状（食欲不振，悪心・嘔吐）と骨髄抑制（汎血球減少，貧血，血小板減少），感染症であり，定期的なモニタリングが必要である．

1 作用機序

AZAはプリン代謝拮抗薬であり，核酸の合成を阻害することでリンパ球の増殖を抑制し，免疫抑制作用を示す[1]．

2 小児例における効果の報告と位置づけ

JDMにおいてはAZAの有用性を明確に示した報告は少ない[2]．初期治療に抵抗性を示す症例におけるsecond-lineの薬剤として使用されることが多い[2]．2012年のCARRA（Childhood Arthritis and Rheumatology Research Alliance）が推奨する治療では，中等度のJDMに対し，GCとMTXの併用（±IVIG）による治療が無効もしくは効果が不十分な場合に，考慮する免疫抑制薬の1つとして位置づけられている[3]．2017年のSHAREの推奨治療では，AZAの位置づけは言及されていない[4]．

3 成人における効果の報告と位置づけ

PM患者16例を対象に行ったプラセボ対照の二重盲検比較試験では，投与3カ月後までにAZA群とプラセボ群ともに血清CK値の低下や筋組織学的スコアの改善が認められたが，その効果に有意差はみられなかった[5]．しかし，その後3年の経過を追ったオープンラベル試験では，AZAの併用群がGC単独投与群と比較して運動機能障害の改善が有意であり，GCの維持量も少なかった[6]．

また，DMまたはPM患者28例を対象に，AZA群（2.5 mg/kg/日）12名とMTX群（15 mg/週）16名に無作為化割付した報告では，1年後の筋電位変化の改善は両群で同程度であった．しかし，MTX群の方が重篤な副作用が少なかった[7]．

「Kelly's Textbook of Rheumatology 9th edition」には，AZAは，MTXと並んで最も使用されている免疫抑制薬と記載されている[8]．また，間質性肺炎を有する症例では，初期治療として経口CYを使用した症例に改善がみられた場合，CYから変更する薬剤としてMTXとともにAZAが記載されている[8]．「Oxford Textbook of Rheumatology 4th edition」では，GCとともに併用を考慮する薬剤の1つにあげられている[9]．

4 JDMに対する使用方法

添付文書には，成人および小児に対し，AZAを1日量として1～2 mg/kgを経口投与し，3 mg/kg/日を超えないことと記載されている．小児では，1日量0.5～1 mg/kgで開始し，効

果・副作用の有無をみながら，適宜増減する．投与量は成人の最大量を超えないようにする．

以前，妊娠中の使用は禁忌とされていたが，流産や催奇性の有意な増加がないことが報告され，妊娠中でも必要があれば使用することが認められた．

5 使用上の注意点

本剤の代謝物である6-thioguanine nucleotideは投与開始後プラトーに達するのが2～4週かかるため，効果発現までには4～8週を要する[10]．

6 副作用

主な副作用は消化器症状（食欲不振，悪心・嘔吐）と骨髄抑制（汎血球減少，貧血，血小板減少），感染症である．消化器症状は約20％でみられる．一部の患者には，激しい過敏反応として消化器症状がみられ，発熱，発疹，筋痛，肝機能障害を伴うことがある．骨髄抑制は用量依存性で，白血球数が27％，血小板減少が5％にみられる[10]．定期的にモニタリングを行い，白血球数や血小板数の減少傾向がみられた場合には減量を考慮し，白血球数2,000/μL以下になれば薬剤を中止する．

チオプリン製剤の代謝にかかわる遺伝子多型と有害事象についての報告がある．アザチオプリン代謝酵素のthiopurine methyltransferase（TPMP）をコードする*TPMP*遺伝子の多型により，TPMPの活性が低下し重篤な副作用を生じることが知られている[11]．ただし，日本人にリスクアリル保有例は少ない．近年，*NUDT15*遺伝子多型とチオプリン製剤服用早期の白血球減少との関係が報告された．日本人の*NUDT15*遺伝子型は，C/C（wild type）が80.7％，C/T18.2％，T/T1.1％である．C/T，T/Tで2週目と4週目の白血球数が低値であり，T/Tの2名は白血球数1,000/μL以下となり，重度の脱毛を呈した[12]．

酵素活性や遺伝子型の測定が一般化されていない現状では，AZAの投与方法を少量から開始し，血液検査や臨床症状をみながら，増量するのが妥当と考えられる．また，頻度は少ないが，肝機能障害，間質性肺炎，膵炎，皮疹がみられることがあるため注意が必要である[1]．

文献

1) Becker ML, et al：Pharmacology and Drug Therapy. Nonbiologic Therapies.「Text book of Pediatric rheumatology 7th ed」(Petty RE, et al eds), pp155-156, Elsevier, 2016
2) Rider LG, et al：Juvenile Dermatomyositis.「Textbook of Pediatric Rheumatology, 7th ed」(Petty RE, et al eds), pp351-383, Elsevier, 2016
3) Huber AM, et al：Consensus treatments for moderate juvenile dermatomyositis：beyond the first two months. Results of the second Childhood Arthritis and Rheumatology Research Alliance consensus conference. Arthritis Care Res (Hoboken), 64：546-553, 2012
4) Enders FB, et al：Consensus-based recommendations for the management of juvenile dermatomyositis. Ann Rheum Dis, 76：329-340, 2017
5) Bunch TW, et al：Azathioprine with prednisone for polymyositis. A controlled, clinical trial. Ann Intern Med, 92：365-369, 1980
6) Bunch TW：Prednisone and azathioprine for polymyositis：long-term followup. Arthritis Rheum, 24：45-48, 1981
7) Villalba L, et al：Treatment of refractory myositis：a randomized crossover study of two new cytotoxic regimens Arthritis Rheum, 41：392-399, 1998
8) Kanneboyina N & Ingrid EL：「Kelly's Textbook of Rheumatology 9th ed」, pp1404-1430, Elsevier, 2012
9) Hector C & Robert G：「Oxford Textbook of Rheumatology 4th ed」, pp1009-1020, Oxford, 2013
10) 山田秀祐：シクロフォスファミドとアザチオプリン．最新医, 60：362-370, 2005
11) Yang SK, et al：A common missense variant in *NUDT15* confers susceptibility to thiopurine-induced leukopenia. Nature Genetics, 46：1017-1020, 2014
12) Asada A, et al：NUDT15 R139C-related thiopurine leukocytopenia is mediated by 6-thioguanine nucleotide-independent mechanism in Japanese patients with inflammatory bowel disease. J Gastroenterol, 51：22-29, 2016

VII ミコフェノール酸モフェチル

要旨

ミコフェノール酸モフェチル（MMF）は，JDMに対して保険適用外の薬剤である．既存の治療に対する反応性が不十分もしくは無効な症例に対して，投与を検討する．用量は1日量300〜1,200 mg/m^{2}で効果と副作用に鑑みて調節する．主な副作用は，骨髄抑制，胃腸症状，感染症である．催奇形性を有するため，妊娠可能年齢の女性に対して使用する際には，妊娠の確認と避妊の指導が必要である．

1 作用機序

MMFは，体内で加水分解されて活性代謝物のミコフェノール酸となり，イノシンモノホスフェイト脱水酵素を阻害することでDNA合成を阻害し，リンパ球の分裂・増殖を抑制することから，免疫抑制作用を示す[1]．

2 小児例における効果の報告と位置づけ

海外の報告で，GC，MTX，ヒドロキシクロロキン（hydroxychloroquine：HCQ）などの治療に不応のJDM患者46名と重症の皮疹を有するJDM患者4名に対してMMFを使用した報告がある．この報告では，6カ月後と12カ月後の皮膚症状および筋症状が改善し，12カ月後のGC減量効果を認めた[2]．また，MMFで治療を行ったJDM8名のケースシリーズでは，GCやIVIG，HCQなどが個々の症例に合わせて併用されていたが，3〜26カ月間の観察期間において7名で筋力の改善とGC減量効果を認めたことが報告されている[3]．

2012年にCARRAから[4]，2016年にはSHAREからJDMの推奨される治療が発表されている[5]．これらのなかでのMMFの位置づけは，軽度〜中等度，つまり重要な臓器障害や広範な潰瘍を伴う皮膚病変のないJDMで，GCとMTXの治療で改善がみられない症例に対して選択肢となる免疫抑制薬とされている．

3 成人における効果の報告と位置づけ

4名のDMを含む炎症性筋炎7名に対してMMFを使用した報告では，全例で筋原性酵素の低下と6名で筋力の完全な改善を認めた[6]．また，GCとMTXなどの他の免疫抑制薬で効果不十分であった12名のDMに対してMMFを使用し，4〜8週以内に7名で筋力の改善，10名で皮疹の改善を認めたという報告がある[7]．GCと既存の免疫抑制薬に対する治療反応性が不良なPM/DMに対する7名の盲検試験では，MMFとIVIGの併用により21〜77カ月の時点で完全寛解を維持している[8]．

少数ではあるが，間質性肺炎を合併した症例に対するMMFの使用経験が報告されている．DM関連間質性肺障害4名にGCとMMFを併用することで，1年後に3名で呼吸困難の消失と呼吸機能検査の正常化を認めた[9]．PM/DM32名を含む膠原病関連間質性肺病変125名

に対してMMFで治療を行ったコホート研究がある．PM/DMの患者に関しては，GCの増量とともにMMFを併用し，52週・104週・156週で呼吸機能の改善を認めた．また，104週の時点で増量前の同じ量までGCの減量が可能であった[10]．

成人におけるDMの位置づけに定まったものはないが，近年のレビューではMMFはMTXで治療効果がみられなかった患者への選択薬として記載されている[11]．また，ごく軽症例を除いたDM/PMに初期治療のGCとともに使用される免疫抑制薬としてMTXやAZAとともに記載されている論文もある[12]．

4 JDMに対する使用方法

MMFは，JDMに対して保険適用外の薬剤である．JDMにおけるMMFの使用報告は少数であり，至適投与量は不明である．本邦では，MMFは，12歳以上のループス腎炎に対して適応があり，添付文書上は，1回150〜600 mg/m^{2}を1日2回投与とされている．「小児全身性エリテマトーデス（SLE）診療の手引き」におけるMMF使用量は，1日量300〜600 mg/m^{2}から開始し，上限は2gまでがのぞましいとされている[13]．JDMに対して使用する場合は，これを参考に病勢と副作用を鑑みて，投与量を調節するのが現実的と考えられる．

5 使用上の注意点

本剤は催奇形性を有しており，本剤投与をうけた妊婦から先天性奇形を有する児が出生したことが報告がされている[14]．妊娠可能年齢の患者に対しては，妊娠反応が陰性であることの確認を行い，内服中および内服中止後6週間の避妊を行うよう指導する．

6 副作用

本剤における一般的な副作用は，骨髄抑制，胃腸症状，感染症である．

腎移植領域では併用される薬剤は異なるものの，1日量2〜3gでMMFを使用した患者の約1/4で貧血もしくは白血球減少がみられたという報告や，用量依存性の貧血についての報告がある[15]．本剤投与中の患者では，定期的に血液検査を行い，血球数のモニタリングが必要である．

MMFに関連した消化器症状は用量依存性である[15]．MMF投与開始後は，下痢，吐気・嘔吐，腹痛といった胃腸症状の出現に注意し，MMFとの関連が疑われた場合には，減量もしくは中止を考慮する必要がある．

MMFで治療を行ったDM患者10名の検討では，3名で日和見感染が報告され，死亡例が1名存在した[16]．また，MMFは，AZAと比較して，サイトメガロウイルス，単純ヘルペス，帯状疱疹，BKウイルスの発生頻度が高く重症化しやすいとされているため，注意が必要である[15]．

文 献

1) Allison AC & Eugui EM：Mycophenolate mofetil and its mechanisms of action. Immunopharmacology．47：85-118，2000
2) Rouster-Stevens KA, et al：Mycophenolate mofetil：a possible therapeutic agent for children with juvenile dermatomyositis. Arthritis Care Res（Hoboken）．62：1446-1151，2010
3) Dagher R, et al：Mycophenolate mofetil in juvenile dermatomyositis：a case series. Rheumatol Int．32：711-716，2012
4) Huber AM, et el：Consensus treatments for moderate juvenile dermatomyositis：beyond the first two months. Results of the second Childhood Arthritis and Rheumatology Research Alliance consensus conference. Arthritis Care Res（Hoboken），64：546-553，2012
5) Enders FB, et al：Consensus-based recommendations for the management of juvenile dermatomyositis. Ann Rheum Dis．76：329-340，2017
6) Majithia V & Harisdangkul V：Mycophenolate mofetil（CellCept）：an alternative therapy for autoimmune inflammatory myopathy. Rheumatology（Oxford）．44：386-389，2005

7) Edge JC, et al：Mycophenolate mofetil as an effective corticosteroid-sparing therapy for recalcitrant dermatomyositis. Arch Dermatol, 142：65-69, 2006
8) Danieli MG, et al：Intravenous immunoglobulin as add on treatment with mycophenolate mofetil in severe myositis. Autoimmun Rev, 9：124-127, 2009
9) Morganroth PA, et al：Mycophenolate mofetil for interstitial lung disease in dermatomyositis. Arthritis Care Res (Hoboken), 62：1496-1501, 2010
10) Fischer A, et al：Mycophenolate mofetil improves lung function in connective tissue disease-associated interstitial lung disease. J Rheumatol, 40：640-646, 2013
11) Iorizzo LJ 3rd & Jorizzo JL：The treatment and prognosis of dermatomyositis：an updated review. J Am Acad Dermatol, 59：99-112, 2008
12) Carstens PO & Schmidt J：Diagnosis, pathogenesis and treatment of myositis：recent advances. Clin Exp Immunol, 175：349-358, 2014
13) 「小児全身性エリテマトーデス（SLE）診療の手引き　2018年版」（厚生労働科学研究費補助金 難治性疾患等政策研究事業 若年性特発性関節炎を主とした小児リウマチ性疾患の診断基準・重症度分類の標準化とエビデンスに基づいたガイドラインの策定に関する研究班 小児SLE分担班／編），羊土社，2018
14) Prescribing Information for mycophenolate. Risk Evaluation and Mitigation Strategy（REMS）Single Shared System for Mycophenolate, 2013 ［https://www.mycophenolaterems.com/］
15) Kahan BD：Mycophenolate mofetil.「Kidney Transplantation Principles and Practice, 6th ed」（Morris PJ & Knechtle SJ, eds），pp277-292, Elsevier, 2008
16) Rowin J, et al：Mycophenolate mofetil in dermatomyositis：is it safe? Neurology, 66：1245-1247, 2006

VIII シクロホスファミド静注パルス療法

要旨

シクロホスファミド（CY）を用いた静注パルス療法（IVCY）は，治療抵抗性のJDMに対し保険適用がある．特に血管炎の強い症例や間質性肺炎を合併した症例に対し，よい適応となる治療法である．IVCYの投与方法は，十分な細胞外液による補液とともに500 mg/m^2（最大750 mg/回）を1カ月ごとに3～6回施行し，治療効果を判定したうえで継続するか検討する．IVCYの副作用は1回の用量に伴うものとして，高度の骨髄抑制，出血性膀胱炎，SIADH（syndrome of inappropriate antidiuretic hormone），悪心などがあり，累積投与量によるものとして，性腺機能障害，易感染性，血液悪性疾患，膀胱癌がある．

1 作用機序

CYは，薬物濃度依存性にアルキル基ラジカルを核酸のグアニジン残基に転移させることにより核酸の機能を阻害し，細胞周期に依存しない細胞増殖・分裂抑制作用を発揮する[1]．これにより，強力な免疫抑制作用を発揮する．膠原病領域での作用はB細胞，T細胞の増殖抑制，B細胞系の抑制による抗体産生抑制であるが，主にT細胞よりもB細胞に対する作用の方が強いとされている[2,3]．

2 小児例における効果の報告と位置づけ

JDMに対する治療として，CYの臨床試験はこれまでに行われていない．Rileyらの後方視的研究では重症および再発性JDMに対して，IVCY（CY累積投与の中央値は4.6 g/m^2）を施行し，12例中10例が筋症状および皮膚症状の改善を認めたと報告している[4]．本邦では，治療抵抗性の症例に対しIVCYを施行し，疾患活動性の低下を認めたと報告されている[5,6]．さらに，JDMに限らず，抗SRP抗体陽性の壊死性ミオパチーの小児患者において，血漿交換療法およびメチルプレドニゾロンパルス療法を組み合わせた治療により，筋炎症状，ADLの改善を認めたという報告がある[7]．また，急速進行性間質性肺炎（RP-ILD）合併例においては，GCとの併用，もしくはGC＋カルシニューリン阻害薬との3剤併用療法が行われる．

SHAREにより示されたJDM治療におけるIVCYの位置づけは，重要な臓器障害や広範な潰瘍を伴う皮膚病変を伴う重症のJDMで，GCとMTXの治療で改善がみられない症例に対して，考慮されるべき治療方法となっている[8]．

3 成人における効果の報告と位置づけ

成人において，PM/DMに伴うRP-ILD合併例に対し，IVCYが効果を示したと報告されている[9]．成人のCADMに合併するRP-ILD症例に対し，GC・IVCY・カルシニューリン阻害薬の3剤併用療法を行ったところ，死亡率が低下したことを報告されている[10]．しかしながら，この報告では半数（10名中5名）が治療開始から3カ月以内にRP-ILDの悪化に伴う呼吸不全により死亡しているため，いかに早期に治療介入ができるかということが重要である．

成人のPM/DMでは，RP-ILD合併例のほか，

従来の治療で奏効しない難治性筋炎や筋炎の再燃に対し，考慮されるべき治療法と位置づけられている．

4 JDMに対する使用方法

IVCYの投与方法は，十分な細胞外液による補液とともに500 mg/m^2（最大750 mg/回）点滴を1カ月ごとに行う．本邦ではJDMに対し，原則3～6回施行することが多い．その後，疾患の重症度，治療効果を鑑み，治療継続の是非を検討する．原則として，1カ月ごとの投与がのぞましいが，病勢が強い場合には，2週間に投与間隔を短縮し，投与することもある．

5 使用上の注意点

腎障害を有する症例では1回投与量を25～50％減量して使用する．

6 副作用

副作用は累積投与量による毒性と1回の用量に伴う毒性の2種類に分けられる．1回の用量に伴う毒性として，高度の骨髄抑制，出血性膀胱炎，SIADH，悪心などが起こる．一方，累積投与量による毒性として，易感染性，性腺機能障害，血液悪性疾患や膀胱癌などの発癌の問題がある．間質性肺炎・肺線維症は発症の予測が困難である．

悪心の予防に対しては，5-HT$_3$受容体拮抗型制吐薬であるグラニセトロン40μg/kgをIVCY施行前に点滴投与する．症状に応じて，1日2回までは点滴投与が可能である．

出血性膀胱炎の予防として，メスナをCY1日量の40％相当量を1回量とし，1日3回（CY投与時，4時間後，8時間後）30分かけて点滴静注する．

CYの累積投与量に伴う副作用として特に重要なものに，性腺機能障害があげられる．無月経や不妊などの性腺機能障害は，性別，年齢，積算量に左右される[10, 11]．一般的に女児よりも男児に性腺機能障害が起こりやすく，特に思春期以後に使用した場合には精子数の減少をきたしやすいとされている[12]．男性では，CY積算量4 g/m^{2}であれば，89％の患者（小児期発症の悪性疾患患者）は正常な精子形成を呈したと報告されている[13]．さらに同報告では，正常な精子形成，精子減少症，無精子症を呈した患者の比較ではそれぞれCYの平均累積投与量は6.6 g/m^2，8.5 g/m^2，10.8 g/m^{2}であったと示している．特定非営利活動法人日本がん・生殖医療学会では，造血幹細胞移植の前処置などに用いたことにより，CY累積投与量が7.5 g/m^{2}を超える場合，無精子症が遷延・持続することを提示している[14]．女性では悪性疾患の治療で，CYを20歳未満では7.5 g/m^2，40歳以上では5 g/m^{2}を累積投与された場合に，70％以上に無月経が起こることが示されている．また乳癌患者においてCY累積投与量が20歳代では20 g，30歳代では9 g，40歳代では5 g以上となった場合に卵巣機能不全がみられると報告されている[15]．

文献

1) Kovarsky J：Clinical pharmacology and toxicology of cyclophosphamide：emphasis on use in rheumatic diseases. Semin Arthritis Rheum，12：359-372，1983
2) Cupps TR, et al：Suppression of human B lymphocyte function by cyclophosphamide．J Immunol，128：2453-2457，1982
3) Stockman GD, et al：Differential effects of cyclophosphamide on the B and T cell compartments of adult mice．J Immunol，110：277-282，1973
4) Riley P, et al：Intravenous cyclophosphamide pulse therapy in juvenile dermatomyositis．A review of efficacy and safety．Rheumatology（Oxford），43：491-496，2004
5) 中島章子，他：多剤抵抗性の小児皮膚筋炎3例に対するシクロフォスファミドパルス療法の効果．リウマチ，42：895-902，2002

6) 千手絢子, 他：Cyclophosphamide パルス療法が有効であった幼児期早期発症の難治性若年性皮膚筋炎の1例. 脳と発達, 43：309-312, 2011

7) Momomura M, et al：Serum levels of anti-SRP54 antibodies reflect disease activity of necrotizing myopathy in a child treated effectively with combinatorial methylprednisolone pulses and plasma exchanges followed by intravenous cyclophosphamide. Mod Rheumatol, 24：529-531, 2014

8) Enders FB, et al：Consensus-based recommendations for the management of juvenile dermatomyositis. Ann Rheum Dis, 76：329-340, 2017

9) Yamasaki Y, et al：Intravenous cyclophosphamide therapy for progressive interstitial pneumonia in patients with polymyositis/dermatomyositis. Rheumatology, 46：124-130, 2007

10) Kameda H, et al：Combination therapy with corticosteroids, cyclosporin A, and intravenous pulse cyclophosphamide for acute/subacute interstitial pneumonia in patients with dermatomyositis. J Rheumatol, 32：1719-1726, 2005

11) Boumpas DT, et al：Risk for sustained amenorrhea in patients with systemic lupus erythematosus receiving intermittent pulse cyclophosphamide therapy. Ann Intern Med, 119：366-369, 1993

12) Latta K, et al：A meta-analysis of cytotoxic treatment for frequently relapsing nephrotic syndrome in children. Pediatr Nephrol, 16：271-282, 2001

13) Green DM, et al：Cumulative alkylating agent exposure and semen parameters in adult survivors of childhood cancer：a report from the St Jude Lifetime Cohort Study. Lancet Oncol, 15：1215-1223, 2014

14) がん・膠原病治療と妊よう性の関係. 特定非営利活動法人日本がん・生殖医療学会［http://www.j-sfp.org/public_patient/fertility_treatment.html］

15)「Dubois' Lupus Erythematosus and Related Syndromes. 8th ed」（Wallace DJ & Hahn BH, eds), pp609-616, Elsevier, 2012

IX 大量免疫グロブリン静注療法

> **要旨**
>
> 大量免疫グロブリン静注療法（IVIG）は，GCが効果不十分であるJDMに対し，献血ヴェノグロブリン®IH 5％静注を用いる際，保険適用がある．添付文書では，本剤は筋力低下の改善を目的に使用されるものであって，皮膚症状の改善を目的として投与する薬剤ではないと記載されている．投与方法は献血ヴェノグロブリン®IH 5％静注の1日量400 mg（8 mL）/kgを5日間点滴静注であり，少なくとも投与後4週間は本剤の再投与を行わないことと明記されている．副作用は，アナフィラキシー，無菌性髄膜炎，急性腎不全，頭痛，低体温，溶血などである．

1 作用機序

成人のDM/PMおよびJDMにおけるIVIGの作用機序の詳細は明らかになっていない．IVIGは血管壁への免疫複合体沈着と補体活性化を阻害し，補体を介した血管炎を抑制しているのではないかと考えられている[1,2]．また，免疫病理学的にも，IVIGがC3のC5変換経路への組み込みを阻害すること，筋内膜毛細血管へのMACの沈着を阻害することが報告されている[3]．

2 小児例における効果の報告と位置づけ

IVIGは，GC抵抗性の症例に対し，強力な免疫抑制薬に加えさらに即効性を期待する場合に考慮する薬剤である[4]．

JDMにおける臨床試験はこれまでに行われたことはないものの[5]，症例報告レベルではIVIGの効果が示されている[1,2,6~8]．なお，IVIGによるJDMの皮膚症状に対する有効性は示されていないため，皮膚症状の改善を目的として投与する薬剤ではない．

CARRA[9]，SHARE[10]により示されたJDM治療におけるIVIGの位置づけは，軽度～中等度のJDM（重要な臓器障害や広範な潰瘍を伴う皮膚病変のない）で，GCとMTXの治療で改善がみられない症例に対して，よい選択となる．

3 成人における効果の報告と位置づけ

IVIGは，JDMと同様，GC抵抗性の症例に対し，考慮される薬剤である．成人では，いくつかの臨床試験が行われ，IVIGの有効性が示されている[11~14]．これまでにPM/DMを対象としたランダム化比較試験は2つ行われている．DalakasらはGC抵抗性のDM患者15例をPSL＋プラセボ群，PSL＋IVIG群（1 g/kg/日×2日間，月1回で3カ月投与）の2群に無作為に割り付けした二重盲検比較試験を行い，PSL＋IVIG群では投与3カ月後の筋力，血清CK値，筋病理所見，発疹で有意な改善を認めたと報告している[11]．MiyasakaらはGC抵抗性のPM/DM26例をIVIG群（400 mg/kg/日×5日間投与）とプラセボ群の2群に無作為に割り付けた二重盲検クロスオーバー試験を施行した[12]．IVIG群ではMMT，血清CK値など

で有意な改善を認めたが，プラセボ群でも有意な改善を認めたため，2群間の有意差は示されなかった．その他，GCや免疫抑制薬に治療効果が乏しいRP-ILD合併のPM/ADMにおいて，IVIGが有効であったとする報告（しかし，5名中3名は経過中に死亡）[15]や，重篤な嚥下障害の症状を認めるGC抵抗性DM患者において，症状の改善を認めたとの報告がある[16]．また，横紋筋融解症を合併したDM患者にIVIGを使用したところ，救命しえたとの報告[17]やGCによる治療抵抗性がみられる壊死性ミオパチーにCY療法と併用し，有効であったという報告[18]がされている．JDMと同様，PM/DMの皮膚症状に対する有効性は示されていない．

成人のPM/DMにおけるIVIGの位置づけは，持続的効果を得るためには反復投与が必要であるが，GCが十分に奏功しない症例，嚥下障害を伴う症例に対しては選択すべき薬剤である．

4 JDMに対する使用方法

2010年10月，成人および小児のGC抵抗性PM/DMに対して，IVIGが保険適用となっている．現在，PM/DMに使用が認められているIVIG製剤は，献血ヴェノグロブリン®IH5％静注のみであり，他の製剤は保険適用がないため，注意が必要である．本邦での投与方法はIVIGを400 mg（8 mL）/kg/日，5日間点滴静注であるが，海外では1 g/kg/日，2日間点滴静注を行っているという報告もある[7,8]．少なくとも本剤投与後4週間は本剤の再投与を行わない．改善または寛解の持続期間は，平均6週間であるという報告がされている[12]．

5 使用上の注意点

本剤の成分に対しショックの既往歴のある患者，遺伝性果糖不耐症の患者は禁忌である．遺伝性果糖不耐症の患者では，本剤の添加物であるD-ソルビトールが体内で代謝されて生成された果糖が正常に代謝されず，低血糖症などが発現し肝不全や腎不全が誘発されるおそれがあるため，禁忌となっている．また，IgA欠損症の患者（抗IgA抗体を保有する患者）では，過敏反応を起こす危険性がある．

添付文書では本剤投与後に生ワクチンを接種する場合は，原則として生ワクチンの接種を6カ月以上（麻疹感染の危険性が低い場合の麻疹ワクチン接種は11カ月以上）延期する必要があると明記されている．

6 副作用

本剤の一般的な副作用は，アナフィラキシー，肝機能障害，無菌性髄膜炎，急性腎不全，頭痛，低体温，溶血，白血球減少などがあげられる．

アナフィラキシーに注意し，本剤投与中は患者の観察を十分に行う．呼吸困難，頻脈，喘鳴，喘息様症状，胸内苦悶，血圧低下，脈拍微弱，チアノーゼなどが認められた場合には，直ちに投与を中止し，適切な処置を行う．

本剤の大量投与により無菌性髄膜炎（項部硬直，発熱，頭痛，悪心・嘔吐あるいは意識混濁など）があらわれることがあるので，このような場合には投与を中止する．

文献

1) 橋本淳也，他：IVIg療法が有効であった重症若年性皮膚筋炎の1例．小児科臨床，61：1893-1897, 2008
2) 富村沙織，他：【小児の膠原病】免疫グロブリン大量静注療法が奏効した小児皮膚筋炎．皮膚病診療，29：571-574, 2007
3) Bayry J, et al：Intravenous immunoglobulin therapy in rheumatic diseases. Nat Rev Rheumatol, 7：349-359, 2011
4) Manlhiot C, et al：Safety of intravenous immunoglobulin in the treatment of juvenile dermatomyositis：adverse reactions are associated with immunoglobulin A content. Pediatrics, 121：e626-e3630, 2008
5) Robinson AB & Reed AM：Clinical features, pathogenesis and treatment of juvenile and adult dermatomyositis. Nat Rev Rheumatol, 7：664-675, 2011

6) Al-Mayouf SM, et al：Intravenous immunoglobulin therapy for juvenile dermatomyositis：efficacy and safety. J Rheumatol, 27：2498-2503, 2000

7) Lam CG, et al：Efficacy of intravenous Ig therapy in juvenile dermatomyositis. Ann Rheum Dis, 70：2089-2094, 2011

8) 謝花幸祐, 他：免疫グロブリン大量静注療法が奏効した治療抵抗性若年性皮膚筋炎3例の検討. 小児リウマチ, 4：31-36, 2013

9) Huber AM, et al：Consensus treatments for moderate juvenile dermatomyositis：beyond the first two months. Results of the second Childhood Arthritis and Rheumatology Research Alliance consensus conference. Arthritis Care Res (Hoboken), 64：546-553, 2012

10) Enders FB, et al：Consensus-based recommendations for the management of juvenile dermatomyositis. Ann Rheum Dis, 76：329-340, 2016

11) Dalakas MC, et al：A controlled trial of high-dose intravenous immune globulin infusions as treatment for dermatomyositis. N Engl J Med, 329：1993-2000, 1993

12) Miyasaka N, et al：Effects of intravenous immunoglobulin therapy in Japanese patients with polymyositis and dermatomyositis resistant to corticosteroids：a randomized double-blind placebo-controlled trial. Mod Rheumatol, 22：382-393, 2012

13) Cherin P, et al：Efficacy of intravenous gammaglobulin therapy in chronic refractory polymyositis and dermatomyositis：an open study with 20 adult patients. Am J Med, 91：162-168, 1991

14) Cherin P, et al：Results and long-term followup of intravenous immunoglobulin infusions in chronic, refractory polymyositis：an open study with thirty-five adult patients. Arthritis Rheum, 46：467-474, 2002

15) Suzuki Y, et al：Intravenous immunoglobulin therapy for refractory interstitial lung disease associated with polymyositis/dermatomyositis. Lung, 187：201-206, 2009

16) Marie I, et al：Intravenous immunoglobulins for steroid-refractory esophageal involvement related to polymyositis and dermatomyositis：a series of 73 patients. Arthritis Care Res (Hoboken), 62：1748-1755, 2010

17) Mizoguchi F, et al：A case of dermatomyositis with rhabdomyolysis, rescued by intravenous immunoglobulin. Mod Rheumatol, 25：646-648, 2015

18) Malkan A, et al：Anti-synthetase syndrome associated with anti PL-12 and anti-Signal recognition particle antibodies and a necrotizing auto-immune myositis. J Clin Neurosci, 22：396-398, 2015

X リツキシマブ

要旨

リツキシマブ（RTX）は，ヒトCD20分子に対する抗体のFab部分（マウス）とヒトIgG-Fc部分を融合してつくられたキメラ型の生物学的製剤である．RTXは，JDMに対して保険適用外の薬剤である．主な副作用は，アナフィラキシー様症状，肺障害，心障害，皮膚粘膜眼症候群や中毒性表皮壊死融解症，重症感染症の併発，進行性多巣性白質脳症があげられる．本剤は，小児リウマチ専門医の管理下で投与されるべき薬剤である．

1 作用機序

RTXは，ヒトCD20分子に対する抗体のFab部分（マウス）とヒトIgG-Fc部分を融合してつくられたキメラ型の生物学的製剤である．RTXはCD20を発現しているプレB細胞・成熟B細胞に結合し，これらの細胞を除去することにより，病勢を抑制する．通常量を点滴投与すると，2〜4週後には末梢血Bリンパ球数は測定不能レベルまで低下・枯渇する．

2 小児例における効果の報告と位置づけ

JDMにおいて，筋症状や皮膚症状の改善を認めたという複数の症例報告が行われている[1-4]．さらに，GCや免疫抑制薬に治療抵抗性のDM76名，PM76名，JDM48名の計200名を対象とした大規模な二重盲検のランダム化比較試験が行われた[5]．国際国際共同筋炎評価・臨床研究（IMACS）グループが定義する改善（definition of improvement：DOI）は，治療開始8週ではRTX群とプラセボ群に有意な差は認めなかったが，6カ月の時点では83％の患者が最終的に達成したと評価している．しかしながら，主要評価項目である早期治療効果がみられなかったため，今後さらなる検討が必要であると考えられている．抗SRP抗体陽性壊死性ミオパチーの小児では，RTXによりCMASおよびMMTの改善，GCの減量を図ることができたと症例報告がされている[6]．

SHAREにより示されたJDM治療における本剤の位置づけは，GCとMTXの治療で改善がみられない症例に対して，考慮されるべき治療方法となっている[7]．しかしながら現時点では，GCや多剤の免疫抑制薬など従来の治療に抵抗性を示す症例に対し，小児リウマチ専門医の管理下で投与されるべき薬剤と考える．

3 成人における効果の報告と位置づけ

これまでに成人PM/DMに対してRTXが有効であったとする複数の症例報告が行われている[8-13]．前述の通り，大規模な二重盲検ランダム化比較試験も行われている[5]．抗SRP抗体陽性壊死性ミオパチーの患者8名にRTXを投与し，6名の患者においてMMTの改善およびCK値低下を認め，有効性が報告されている．一方，同報告で1名が肺炎およびうっ血性心不全を発症し死亡している[14]．その他の症例報告では，筋力の回復，CK値の低下を示したという症例報告がされている[15]．

現時点では，筋炎再燃に対する本剤の有効性は十分証明されていないため，小児と同様，GCや多剤の免疫抑制薬など従来の治療に抵抗性を示す症例に対し，考慮されるべき薬剤と考える．

4 JDMに対する使用方法

RTXは，JDMに対して保険適用外の薬剤である．JDMにおけるRTXの使用報告は少数であり，至適投与量は不明である．二重盲検ランダム化比較試験においては，体表面積≦1.5 m^{2}では1回575 mg/m^2，体表面積＞1.5 m^{2}では1回750 mg/m^2（最大1,000 mg）の用量を1週間間隔で2回投与されており，参考にすべきと考える[5]．

5 使用上の注意点

本剤の投与開始後30分〜2時間から出現するinfusion reactionにより，アナフィラキシー様症状，肺障害，心障害などの重篤な副作用（低酸素血症，肺浸潤，急性呼吸窮迫症候群，心筋梗塞，心室細動，心原性ショックなど）を呈し，死亡に至った例が報告されている．これらの死亡例の多くは初回投与後24時間以内にみられている．本剤投与中はバイタルサイン（血圧，脈拍，呼吸数など）のモニタリングや自他覚症状の観察を行うとともに，投与後も十分観察する．投与する場合には，頻発して出現する投与時反応を軽減するため，本剤投与の30分前に抗ヒスタミン薬，解熱鎮痛薬，GCなどの前投与を行う．

B型肝炎ウイルスキャリアの患者で，本剤の治療期間中または治療終了後に，劇症肝炎または肝炎の増悪，肝不全による死亡例が報告されている．そのため，本剤投与に先立ってB型肝炎ウイルス感染の有無を確認する．また，本剤の治療期間中および治療終了後は継続して肝機能検査値や肝炎ウイルスマーカーのモニタリングを行うなど，B型肝炎ウイルスの再活性化の徴候や症状の発現に注意する．

本剤は他のいずれの薬剤にも効果が得られない症例に対し，検討すべきであり，本剤の投与を検討する症例は，小児リウマチ専門医に紹介すべきである．

6 副作用

本剤の一般的な副作用は，前述したアナフィラキシー様症状，間質性肺炎などの肺障害，心障害のほかに，皮膚粘膜眼症候群（スティーブンス-ジョンソン症候群）や中毒性表皮壊死融解症（toxic epidermal necrolysis：TEN）などの皮膚疾患，重症感染症の併発，進行性多巣性白質脳症があげられる．大規模な二重盲検ランダム化比較試験でみられた有害事象は主に感染症であり，肺炎と蜂窩織炎が多くみられた[5]．

重篤な副作用により死亡する症例が報告されているため，治療期間中，また治療終了後においても細心の注意が必要である．

文献

1) Cooper MA, et al：Rituximab for the treatment of juvenile dermatomyositis：a report of four pediatric patients. Arthritis Rheum, 56：3107-3111, 2007
2) Dinh HV, et al：Rituximab for the treatment of the skin manifestations of dermatomyositis：a report of 3 cases. J Am Acad Dermatol, 56：148-153, 2007
3) Tzaribachev N, et al：Rituximab for the treatment of refractory pediatric autoimmune diseases：a case series. Cases J, 2：6609, 2009
4) Bader-Meunier B, et al：Safety and efficacy of rituximab in severe juvenile dermatomyositis：results from 9 patients from the French Autoimmunity and Rituximab registry. J Rheumatol, 38：1436-1440, 2011
5) Oddis CV, et al：Rituximab in the treatment of refractory adult and juvenile dermatomyositis and adult polymyositis：a randomized, placebo-phase trial. Arthritis Rheum, 65：314-324, 2013
6) Luca NJ, et al：Anti-signal recognition particle-positive juvenile polymyositis successfully treated with rituximab. J Rheumatol, 39：1483-1485, 2012
7) Enders FB, et al：Consensus-based recommendations for the management of juvenile dermatomyositis. Ann Rheum

Dis, 76 : 329-340, 2017

8) Levine TD : Rituximab in the treatment of dermatomyositis : an open-label pilot study. Arthritis Rheum, 52 : 601-607, 2005

9) Noss EH, et al : Rituximab as therapy for refractory polymyositis and dermatomyositis. J Rheumatol, 33 : 1021-1026, 2006

10) Chung L, et al : A pilot trial of rituximab in the treatment of patients with dermatomyositis. Arch Dermatol, 143 : 763-767, 2007

11) Mok CC, et al : Rituximab for refractory polymyositis : an open-label prospective study. J Rheumatol, 34 : 1864-1868, 2007

12) Rios Fernández R, et al : Rituximab in the treatment of dermatomyositis and other inflammatory myopathies. A report of 4 cases and review of the literature. Clin Exp Rheumatol, 27 : 1009-1016, 2009

13) Unger L, et al : Rituximab therapy in patients with refractory dermatomyositis or polymyositis : differential effects in a real-life population. Rheumatology (Oxford), 53 : 1630-1638, 2014

14) Valiyil R, et al : Rituximab therapy for myopathy associated with anti-signal recognition particle antibodies : a case series. Arthritis Care Res (Hoboken), 62 : 1328-1334, 2010

15) Deligny C, et al : Rituximab for patients with myopathy associated with anti-signal recognition particle antibodies : comment on the article by Valiyil et al. Arthritis Care Res (Hoboken), 63 : 460 ; author reply 461, 2011

XI 血液浄化療法

要旨

血液浄化療法のなかで，血漿交換療法（plasma exchange：PE）は，難治性の自己免疫疾患に対し用いられるべき治療法である．PEは血液を血球成分と血漿成分に分離し，等量の新鮮凍結血漿やアルブミンなどで病因物質を置換する治療法である．JDMに対しては保険適用外であるため，既存の治療に対する反応性が不十分もしくは無効な症例に対して実施を検討する．また，PEは侵襲が大きい治療法であるため，患者の重症度やその他の治療法の可能性も熟慮したうえで，選択する必要がある．

1 作用機序

PEは，血液を血球成分と血漿成分に分離し，等量の新鮮凍結血漿やアルブミンなどで病因物質を置換する治療法である．例えば，血漿中に含まれる病因物質には，自己抗体，免疫複合体，炎症性サイトカイン，ケモカインなどがあげられ，PEによりそれらを除去することにより，疾患活動性を抑えることが可能である[1]．

2 小児例における効果の報告と位置づけ

成人および小児のいずれにおいても，PEはいまだエビデンスの確立した治療法ではない．小児において，JDMに対するPE単独療法の治療が有効であったというエビデンスはない．その一方，他の免疫抑制薬と組み合わせ，筋力の回復を認めたという報告がされている[2,3]．抗SRP抗体陽性壊死性ミオパチーの小児患者において，PE，IVCYおよびmPSLパルス療法を組み合わせた治療により，筋炎症状，ADLの改善を認めたという報告がされている[4]．

JDM治療におけるPEの位置づけに定まったものはないため，GCや免疫抑制薬など従来の治療に抵抗性を示す症例において，検討されるべき治療法である．

3 成人における効果の報告と位置づけ

小児同様，成人においてもPEはいまだエビデンスの確立した治療法ではない．実際，成人DMでは，免疫抑制薬を併用しないPE単独治療では，無効であったという報告が行われている[5,6]．症例報告としては，マクロファージ活性化症候群を合併したDM患者において，免疫抑制薬の併用下でPEを施行し，症状の改善を認めたという報告がされている[7]．PEとは異なるが，従来の治療法に抵抗性を示したRP-ILDに対し，polymyxin-B direct hemoperfusion（PMX-DHP）を行ったところ，抗体価の低下を認めたと報告がされている[8,9]．

小児同様，成人のPM/DM治療におけるPEの位置づけに定まったものはないため，GCや免疫抑制薬など従来の治療に抵抗性を示す症例において検討されるべき治療法である．

4 施行方法

PEでは膜型血漿分離器を用い，膜間圧力差により血漿の濾過を行う．バスキュラーアクセ

ス（本邦ではブラッドアクセスと呼ばれる）から脱血し，膜型血漿分離器を通すことで血球成分と血漿成分に分離され，血漿成分はそのまま破棄される．その後，同量の置換液で補充を行い，患者の体内へ返血する．バスキュラーアクセスは安定した血流量を確保するため，中心静脈にダブルルーメンの透析用カテーテルを挿入する．置換液は通常，5％アルブミン製剤を使用するが，凝固因子の補充目的で新鮮凍結血漿を用いることもある．抗凝固薬は，通常はヘパリンナトリウムを使用するが，出血傾向がある場合にはナファモスタットメシル酸塩を使用する．

集中治療室もしくは血液透析室で行われることがほとんどであり，透析専門医，集中治療科医，臨床工学技士の協力が不可欠な治療法である．実際の施行方法については，専門書を参照されたい．

5 施行中の注意点・副作用

a) 心不全・腎不全の増悪

心不全や腎不全などにより低アルブミン血症を合併している場合に，置換液に5％アルブミン液を使用すると，血管内ボリュームが急激に増加することにより心不全や肺水腫を増悪させる可能性がある．心不全，腎不全を合併している場合には，急激な循環動態の変化を避けるため，長時間かけてPEを施行する必要がある．

b) 低カルシウム血症

新鮮凍結血漿やMAP液に含まれるクエン酸により低カルシウム血症を起こす可能性があるため，PE中は，イオン化カルシウムを定期的に測定し，カルシウムの補正を行う．

c) 低体温

低体重の患者ほど，PE施行中の体温低下に気をつける必要がある．

文献

1) Pons-Estel GJ, et al：Therapeutic plasma exchange for the management of refractory systemic autoimmune diseases：report of 31 cases and review of the literature. Autoimmun Rev, 10：679-684, 2011
2) 中島章子, 他：多剤抵抗性の小児皮膚筋炎3例に対するシクロフォスファミドパルス療法の効果．リウマチ, 42：895-902, 2002
3) 渡辺浩良, 他：血漿交換療法が有効であった難治性小児皮膚筋炎の1男児例．小児科臨床, 50：255-258, 1997
4) Momomura M, et al：Serum levels of anti-SRP54 antibodies reflect disease activity of necrotizing myopathy in a child treated effectively with combinatorial methylprednisolone pulses and plasma exchanges followed by intravenous cyclophosphamide. Mod Rheumatol, 24：529-531, 2014
5) Dau PC：Plasma exchange in polymyositis and dermatomyositis. N Engl J Med, 327：1030-1031, 1992
6) Vermaak E, et al：The evidence for immunotherapy in dermatomyositis and polymyositis：a systematic review. Clin Rheumatol, 34：2089-2095, 2015
7) Kaieda S, et al：Successful treatment of macrophage activation syndrome in a patient with dermatomyositis by combination with immunosuppressive therapy and plasmapheresis. Mod Rheumatol, 25：962-966, 2015
8) Kakugawa T, et al：Rapidly progressive interstitial pneumonia associated with clinically amyopathic dermatomyositis successfully treated with polymyxin B-immobilized fiber column hemoperfusion. Intern Med, 47：785-790, 2008
9) Ichiyasu H, et al：Favorable outcome with hemoperfusion of polymyxin B-immobilized fiber column for rapidly progressive interstitial pneumonia associated with clinically amyopathic dermatomyositis：report of three cases. Mod Rheumatol, 24：361-365, 2014

XII 治療の減量・強化

> **要旨**
>
> 治療の減量・強化においてはJDMにおける病勢を十分に評価しながら行う．

1 治療薬の減量

a）寛解導入期（診断・治療開始〜約2カ月間）

寛解導入期においては急性期症状である筋力低下，消化器症状，皮膚症状，呼吸器症状，発疹，発熱などがあり，GCを中心とした治療が開始される．GC単独療法では再燃のリスクが高いため，免疫抑制薬の併用を試みる．臨床症状と血液検査（CK，LDH，GOT，ALD）などの改善を認めた場合，慎重にGCの減量を試みる．

b）維持期

維持期においては臨床症状の増悪を認めず，検査所見にも異常がなければさらにGCの減量を試みる．PSLを0.15〜0.2 mg/kg/日まで減量後は1〜2年間維持する．筋炎の再燃がなければさらなる減量，中止を考慮する．

2 治療の強化

維持期治療中に筋障害，皮膚障害などの悪化や血液検査にてCK，LDH，GOT，ALDの再上昇が認められる場合は，JDMの再燃を考え下記の評価項目をもとに精査する．その際，必ず治療に関するアドヒアランスのチェックを行う．鑑別として生活習慣（特に運動のしすぎ），薬剤性などの他の原因も考慮する．感染症に伴う場合もあり，特に注意する必要がある．

悪化，再燃と判断した場合，①GCによる治療の強化，具体的にはPSLの増量あるいはmPSLパルス療法の導入，②免疫抑制薬（MTX，AZA，CyA，TAC，MMF）の追加・増量・変更，③IVIG療法の併用，④血漿交換療法の導入，⑤リツキシマブなどの生物学的製剤の投与を検討する．各薬剤は，該当項目を参照のうえ，患者の症状や重症度，薬剤の有効性や有害事象，禁忌事項を勘案して使用する．本邦においてAZA，IVCY，IVIG以外は保険適用外であり，エビデンスも十分に確立しているものはないことは認識しておく必要がある．

3 評価項目

a）筋障害

筋力評価は診断時および経過観察時に定期的に行っていく．MMT8やCMASなどの評価法を定期的に用いる[1-4]．筋MRIは診断時のみならず，活動性評価にも有用である[5]．筋エコーが有用な場合がある[6,7]．嚥下機能の評価もすべての患者に行う[8]．

b）皮膚障害

皮膚潰瘍の有無，爪囲紅斑，爪床毛細血管（nailfold capillary）を診察する（皮膚科に依頼する場合もある）．爪床毛細血管の診察は診断時，再燃時を含め定期的に行う[9,10]．ゴットロン丘疹などの皮膚所見の残存・再発を観察する．

c）呼吸器障害

DM診断時にすべての例で呼吸機能評価〔DLco（肺拡散能試験）を含む〕を行う[11,12]．

呼吸機能検査にて異常所見がある例や，呼吸機能検査が不可能（乳幼児など）な例ではHRCT（高分解能CT）などの画像検査を行う[11]．

d）循環器障害

診断時に心エコーと心電図を行う．高血圧合併例や活動性が高い場合には，繰り返し検査を施行する[13]．

e）石灰化

石灰化はすべてのJDMに対し，注意すべき合併症である．単純X線が有用である[14]．

f）自己抗体，バイオマーカー

JDMでは筋原性酵素（CK，LDH，AST）測定は診断時や活動性の指標として，有用である[15-17]．筋炎特異的自己抗体の測定を行う．

文献

1) Huber AM, et al：Validation and clinical significance of the Childhood Myositis Assessment Scale for assessment of muscle function in the juvenile idiopathic inflammatory myopathies. Arthritis Rheum, 50：1595-1603, 2004
2) Lovell DJ, et al：Development of validated disease activity and damage indices for the juvenile idiopathic inflammatory myopathies. II. The Childhood Myositis Assessment Scale (CMAS)：a quantitative tool for the evaluation of muscle function. The Juvenile Dermatomyositis Disease Activity Collaborative Study Group. Arthritis Rheum, 42：2213-2219, 1999
3) Harris-Love MO, et al：Distribution and severity of weakness among patients with polymyositis, dermatomyositis and juvenile dermatomyositis. Rheumatology (Oxford), 48：134-139, 2009
4) Jain M, et al：Intra-rater and inter-rater reliability of the 10-point Manual Muscle Test (MMT) of strength in children with juvenile idiopathic inflammatory myopathies (JIIM). Phys Occup Ther Pediatr, 26：5-17, 2006
5) Malattia C, et al：Whole-body MRI in the assessment of disease activity in juvenile dermatomyositis. Ann Rheum Dis, 73：1083-1090, 2014
6) Bhansing KJ, et al：Quantitative muscle ultrasound：a potential tool for assessment of disease activity in juvenile ermatomyositis. Scand J Rheumatol, 43：339-341, 2014
7) Habers GE, et al：Quantitative muscle ultrasonography in the follow-up of juvenile dermatomyositis. Muscle Nerve, 52：540-546, 2015
8) McCann LJ, et al：Oropharyngeal dysphagia in juvenile dermatomyositis (JDM)：an evaluation of videofluoroscopy swallow study (VFSS) changes in relation to clinical symptoms and objective muscle scores. Rheumatology (Oxford) 46：1363-1366, 2007
9) Nascif AK, et al：Inflammatory myopathies in childhood：correlation between nailfold capillaroscopy findings and clinical and laboratory data. J Pediatr (Rio J), 82：40-45, 2006
10) Schmeling H, et al：Nailfold capillary density is importantly associated over time with muscle and skin disease activity in juvenile dermatomyositis. Rheumatology (Oxford), 50：885-893, 2011
11) Pouessel G, et al：The lung is involved in juvenile dermatomyositis. Pediatr Pulmonol, 48：1016-1025, 2013
12) Prestridge A, et al：Pulmonary function tests in idiopathic inflammatory myopathy：association with clinical parameters in children. Arthritis Care Res (Hoboken), 65：1424-1431, 2013
13) Schwartz T, et al：Cardiac dysfunction in juvenile dermatomyositis：a case-control study. Ann Rheum Dis, 70：766-771, 2011
14) Shahi V, et al：Plain radiography is effective for the detection of calcinosis cutis occurring in association with autoimmune connective tissue disease. Br J Dermatol, 170：1073-1079, 2014
15) Mathiesen PR, et al：Clinical features and outcome in a Danish cohort of juvenile dermatomyositis patients. Clin Exp Rheumatol, 28：782-789, 2010
16) Ravelli A, et al：Long-term outcome and prognostic factors of juvenile dermatomyositis：a multinational, multicenter study of 490 patients. Arthritis Care Res (Hoboken), 62：63-72, 2010
17) Robinson AB, et al：Clinical characteristics of children with juvenile dermatomyositis：the Childhood Arthritis and Rheumatology Research Alliance Registry. Arthritis Care Res (Hoboken), 66：404-410, 2014

XIII 感染症の管理

要旨

感染症はJDM診療において生命予後にかかわるリスクとなる．強力な免疫抑制療法に伴う日和見感染症に加え，JDMに特有の感染症として嚥下機能障害や呼吸筋機能低下による肺炎，異所性石灰化による皮膚穿孔などがあげられている．そのため，感染症の管理は重要と考えられる．

1 起因菌

DMにおける感染症起因菌はグラム陽性菌，グラム陰性菌，真菌，ニューモシスチス肺炎（Pneumocystis pneumonia：PCP），結核菌，非結核性抗酸菌，ウイルス性疾患と多岐にわたる[1,2]．また，GCを中心とした免疫抑制薬は感染リスクを助長する[3]．特にGCでは1日の使用量と感染症の合併が関連する．GC中等量以上では生体防御機構に対する抑制作用が著明に認められ，感染症発症率は増加する．また，総投与量の増加につれて感染症発症率は増加する[3,4]．

2 JDM診断時の感染症スクリーニング

JDM診断時には一般的な感染症のスクリーニングとともに，B型肝炎ウイルス（HBs抗原，HBs抗体，HBc抗体），C型肝炎ウイルス，サイトメガロウイルスやEBウイルスの抗体価をチェックする．間質性肺炎が疑われる場合はPCPや真菌，結核菌のスクリーニング検査も診断時に確認する．

3 治療中の注意

入院中は原疾患の活動性が高いことが多く，それに伴い免疫抑制治療も強力であるため，感染症に関しては常に注意が必要となる．一般的な感染症状，バイタルサインや酸素飽和度の変動には日常的に注意をはらうとともに，易感染宿主（compromised host）として上記の感染症にも十分に留意する．

4 ST合剤予防内服について

感染予防に対するST合剤の効果に関して，小児リウマチ性疾患における前方視的な検討はない．GCに加えて強力な免疫抑制療法併用を行う場合にはST合剤予防内服を考慮してもよい．成人領域においては強力な免疫抑制療法を施行した場合，ST合剤を含めた感染予防は非常に重要であると報告されている．特に，PCPは致死的感染症の1つであり，DMにおいても多くの報告が存在する．PCPは膠原病患者に合併した場合，進行が急速で重症化すると報告されている[5]．

成人領域では，厚生労働科学研究費補助金免疫アレルギー疾患予防・治療研究事業，免疫疾患の合併症とその治療法に関する研究班（主任研究者 橋本博史）のガイドライン[6]によると，一次予防として，①年齢が50歳以上，②ステロイド投与例：PSL 1日量1.2 mg/kg/日以上，あるいは0.8 mg/kg以上で免疫抑制薬併用あるいは末梢血リンパ球数500/μL以下でST合剤

の投与を考慮する．ST合剤の中止基準は，①PSL1日量0.4 mg/kg以下併用，あるいは，②安定して末梢リンパ球数500/μL以上と記載されている．

通常，小児はトリメトプリムとして1日量4〜8 mg/kgを2回に分割し，連日または週3日経口服用する．有害事象として皮疹，発熱，骨髄抑制，高カリウム血症などを引き起こすことがある．抗菌薬予防投与とともに手指衛生・予防接種・感染症の早期発見などの対策も十分に考慮する．

文 献

1) Marie I, et al：Infectious complications in polymyositis and dermatomyositis：a series of 279 patients. Semin Arthritis Rheum, 41：48-60, 2011
2) Marie I, et al：Opportunistic infections in polymyositis and dermatomyositis. Arthritis Rheum, 53：155-165, 2005
3) Migita K, et al：Glucocorticoid Therapy and the Risk of Infection in Patients With Newly Diagnosed Autoimmune Disease. Medicine（Baltimore）, 92：285-293, 2013
4) Stuck AE, et al：Risk of infectious complications in patients taking glucocorticosteroids. Rev Infect Dis, 11：954-963, 1989
5) Sepkowitz KA：Opportunistic infections in patients with and patients without Acquired Immunodeficiency Syndrome. Clin Infect Dis, 34：1098-1107, 2002
6) 免疫疾患に合併するニューモシスティス肺炎の予防基準．「厚生労働科学研究費補助金（免疫アレルギー疾患等予防・治療研究事業）免疫疾患の合併症とその治療法に関する研究」，平成14〜16年度総合研究報告書, 2005

XIV 骨粗鬆症

> **要旨**
>
> JDMでの骨粗鬆症治療における一定の見解は得られていない．しかし，原疾患・全身ステロイド投与で骨粗鬆症合併のリスクは高いと考えられる．管理・治療としては，①一般的指導，②薬物療法（活性型ビタミンD_3製剤，ビスホスホネート）である．ビスホスホネートは小児においては保険適用外であるため，その使用に関しては効果とともに合併症に配慮する必要がある．

1 背景

小児・成人領域ともに（J）DM診療において骨粗鬆症の発症が報告されている[1,2]．JDM治療の中心は全身ステロイドである．全身ステロイド治療を長期間余儀なくされる場合，副作用として骨粗鬆症やそれに伴う骨折が起こりうる．また，DMそのものがステロイド治療とは独立した骨粗鬆症のリスクファクターとの報告もある[2]．成人領域では「骨粗鬆症の予防と治療ガイドライン2015年版」[3]や「ステロイド性骨粗鬆症の管理と治療ガイドライン：2014年改訂版」[4]が刊行され，予防・診断・管理の基準が定められている．しかし，小児領域においては骨粗鬆症に関するガイドラインは存在しない．

2 小児例における効果の報告と位置づけ

小児におけるステロイド骨粗鬆症に対しては活性型ビタミンD_3製剤が使用されてきた．一般にカルシウム摂取と小児の骨密度に対してはわずかな上昇効果がみられ，カルシウムとビタミンDを組み合わせることにより骨密度上昇効果，骨折予防効果がある．しかし，尿中カルシウムの排泄増加と尿路結石形成のリスクもある．また，骨量を十分回復させるまでの効果は得られにくい．

3 成人例における効果の報告と位置づけ

「ステロイド性骨粗鬆症の管理と治療ガイドライン：2014年改訂版」によって，ステロイド性骨粗鬆症に関する，予防・診断・管理の基準が定められている（図4）[4]．具体的には経口ステロイドを3カ月以上使用中あるいは使用予定の患者において，①既存骨折の有無，②年齢，③ステロイド投与量，④腰椎骨密度をもとにスコア化する．その結果をもとに，経過観察・一般的指導・薬物療法の選択が推奨されている．また，骨粗鬆症の検査は胸腰椎単純X線，骨密度測定，骨代謝マーカーを使用し，6カ月〜1年ごとに評価が必要とされている．

4 薬剤の使用方法

a）活性型ビタミンD_3製剤

アルファカルシドールとカルシトリオールが使用される．アルファカルシドールに関しては，小児に対しては骨粗鬆症の場合には1日1回アルファカルシドールとして$0.01 \sim 0.03 \mu g/kg$を，少量から開始し漸増投与する．血清カルシ

ウム値を定期的に測定し，血清カルシウム値が正常値を超えないよう投与量を調整する．

b) ビスホスホネート製剤

「ステロイド性骨粗鬆症の管理と治療ガイドライン：2014年改訂版」（図4）[4]内ではビスホスホネート製剤のアレンドロネートとリセドロネートが推奨度A（第一選択薬として推奨）である．しかし，両剤とも小児においては保険適用外であり，その使用には十分配慮が必要である．小児リウマチ性疾患では少数例でのビスホスホネートの有効性が報告されているのみである[5]．ビスホスホネート製剤の小児に対する長期投与の有効性・安全性データは不足しており，多数例での詳細な経過観察が必要と考えられる．ビスホスホネート製剤の使用上の注意点としては「朝起きたときに，約180 mLの水とともに内服し，その後少なくとも30分は横にならないこと」という注意事項がある．そのほか，副作用としては，消化器障害や顎骨壊死などが報告されている．

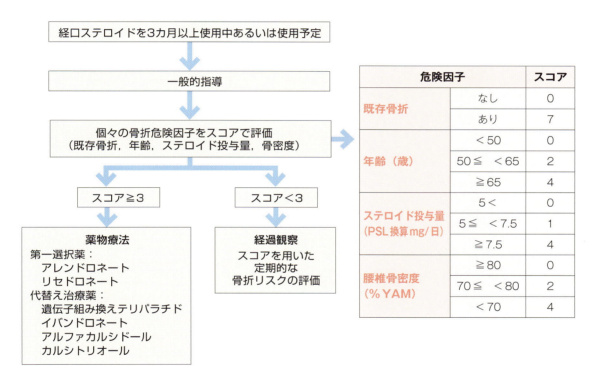

図4 ステロイド性骨粗鬆症の管理と治療ガイドライン：2014年改訂版

（文献4より転載）

文献

1) Stewart WA, et al：Bone mineral density in juvenile dermatomyositis：assessment using dual x-ray absorptiometry. Arthritis Rheum, 48：2294-2298, 2003
2) Lee CW, et al：Increased osteoporosis risk in dermatomyositis or polymyositis independent of the treatments：a population-based cohort study with propensity score. Endocrine, 52：86-92, 2016
3) 「骨粗鬆症の予防と治療ガイドライン2015年版」（骨粗鬆症の予防と治療ガイドライン作成委員会/編），ライフサイエンス出版，2015
4) Suzuki Y, et al：Guidelines on the management and treatment of glucocorticoid-induced osteoporosis of the Japanese Society for Bone and Mineral Research：2014 update. J Bone Miner Metab, 32：337-350, 2014
5) Bianchi ML, et al：Efficacy and safety of alendronate for the treatment of osteoporosis in diffuse connective tissue diseases in children：a prospective multicenter study. Arthritis Rheum, 43：1960-1966, 2000

第14章 特殊な病態と治療

I 間質性肺炎

要旨

間質性肺炎（interstitial lung disease/interstitial pneumonia：ILD/IP）は，本邦においてJDM/JPMの生命予後を左右する最も重要な合併症である．ILDは，臨床経過により急速に呼吸障害が進行する予後不良なRP-ILDと緩徐に進行する慢性ILDに大別される．RP-ILDは典型的な皮膚所見を認めることが多く，血清抗MDA5抗体価が高値を示す傾向がある．RP-ILDの生命予後の改善には早期発見と早期治療が重要である．JDMにおいてILD発症早期には，咳嗽や呼吸困難などの臨床的症状を認めないことは稀でないため，JDMと診断した場合は，全例で肺高分解能CT（HRCT）と血清KL-6，サーファクタントプロテイン-D（SP-D）検査を施行し，ILDの早期発見に努めるべきである．ILDの治療はmPSLパルス療法およびカルシニューリン阻害薬/IVCYによる免疫抑制薬多剤併用療法を行う．ILD合併例の診療については，JDMの診療経験に豊富な医師へのコンサルトを強く推奨する．

1 疫学

JDM/JPMに合併するILDについての報告は，欧米からは少なく東アジアからの報告が多い．また，本邦をはじめとした東アジアから6カ月以内（多くは1，2カ月）の経過で急激に呼吸困難が進行する例（RP-ILD）が複数報告されていることから[1]，ILDの合併率や臨床的特徴について地域差や人種差が存在することが推察される．Textbook of Pediatric Rheumatologyによると欧米のJDMにおいて，何らかの呼吸障害は7〜43％に認められるが[2]，そのなかには筋炎による呼吸筋の障害や免疫抑制薬による感染症も含まれている．ノルウェーとデンマークでのJDMの登録調査では約15年間の観察期間でそれぞれ8または14％にILDを認めているが死亡例は報告されていない[3,4]．

1997年に行われた本邦の全国調査では，JDM患者におけるILD診断率は3.7％であった．しかし，画像診断技術の進歩もあり，最近の日本の単施設からの報告によるILDの合併率は8〜46％と欧米と比較し高くなっている[5-7]．RP-ILDにより死亡する症例が少なからず存在することも欧米と異なっており，2009年の全国調査では，5年間に確認された8例のJDMの死亡例のうち7例の死因がRP-ILDであった[8]．日本人のJDMでは欧米よりILD合併に注意を払わねばならない．

2 臨床症状と診断

初期は無症状であり，咳嗽，呼吸促迫，呼吸困難などの呼吸器症状を認めた場合は，病期が進行している．したがって，無症状であってもILD合併の有無を精査する必要がある．SHAREでは，呼吸機能検査でスクリーニングを行い，異常がある症例に画像検査を施行することを推奨しているが[9]，RP-ILDによる死亡例を認める本邦の実情には即していない．本邦ではJDMと診断した全例において，HRCT，血液検査（KL-6，SP-D，LDH），呼吸機能検査を施行するべきである．肺HRCTで肺野に異常を検出できなかった症例でもGa（ガリウム）シンチグラフィーで診断したRP-ILDの報告[10]があり，臨床症状や血液検査や呼吸機能検査でILDの合併を疑わせる症例はGaシンチやPET-CTを考慮する．小児のKL-6は成人より低値であり，正常値は250 IU/mL以下であることに注意する[11]．適切に施行された呼吸機能検査では拘束性障害を認めるが，小学校低学年くらいまでは適切な検査が困難なことが多い．

ILDを認めた場合，喀痰培養，血液培養，抗原検査，抗体検査，PCR，T-スポット®.TBによりニューモシスチス，サイトメガロウイルス，マイコプラズマ，クラミジア，結核，非定型抗酸菌などの感染症の関与を可能な限り鑑別する．

3 ILDの予後に関連する検査所見

1. 抗MDA5抗体

陽性例は，ILDを認めることが多い．本邦を含む東アジアの成人DMでは，主として典型的な皮膚所見を呈し筋症状が乏しいADMにおいて検出され，RP-ILDを合併する（50％以上）[12]．欧米では，約半数に筋炎症状を認め，ILDは慢性に進行する[13,14]．本邦の抗MDA5抗体陽性JDMは，本邦の成人例と同様に高率にILDを合併し，一部はRP-ILDの経過をとり呼吸不全により死亡することが特徴である[15]．一方，筋力低下症状やMRIで筋炎所見を認める点は，欧米からの報告と類似している．その他の特徴として，逆ゴットロン徴候や潰瘍形成などの皮膚症状があげられる[12,13,16]．また，関節症状を訴えることも多い．

2. 抗ARS抗体（抗Jo-1抗体）

欧米ではJIIMの5％で陽性となり，発症年齢は10歳以上と比較的高く，ILDが主たる死因と報告されている[17]．抗ARS抗体陽性例の成人DMに合併するILDは，慢性の経過で下肺野から進行する．一般的には治療反応性はよいが，再燃することが多く，急性増悪例も報告されている．本邦での抗ARS抗体陽性JIIMの報告は少ない．

3. フェリチン

成人の抗MDA5抗体陽性例で認めるILDにおいて，828 ng/mLを超える症例は予後不良と報告されているが[18]，小児における評価は定まっていない[19]．JDMに合併するILDでは，RP-ILDで比較的高値をとるが，成人ほど高値を示す例は少ない[15]．

4. 肺HRCT

成人の抗MDA5抗体陽性例では，下肺に広がる浸潤影やスリガラス陰影，多発する胸膜下のスリガラス陰影を認め，予後不良と考えられている[20,21]．JDMでも同様の傾向がある（図1）[22]．

5. 感染症

ニューモシスチスなどによる感染がILDを急性増悪させる可能性が報告されている[7]．定期的にスクリーニングを行うとともに，ST合剤の予防投与を行う．抗真菌薬については治療による易感染性のリスクに応じて予防内服を考慮する．

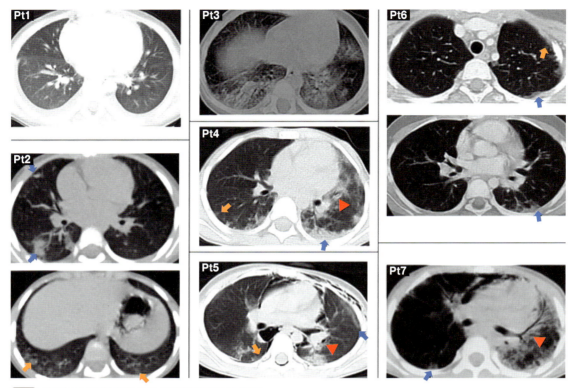

図1 JDM/ILDの死亡例のILD診断時胸部HRCT所見

Pt3, Pt4, Pt5, Pt7は広範囲にわたるスリガラス陰影と気管支周囲の浸潤影，牽引性気管支拡張像（▲）を認める．また，Pt5, Pt7は縦隔気腫や皮下気腫を伴っている．Pt2, Pt6は，胸膜直下の多発するスリガラス陰影（↑）と網状影（↑）を認める．Pt1は，胸水を認めるが肺野に明らかな異常は認めない．しかし，Gaシンチグラフィーで肺野に異常集積を認めた．

（文献22より転載）

4 治療

第13章-I「治療総論」（p.67）で記載されている治療アルゴリズムに従う．いかに早期に適切な治療を行うかが重要である．個々の薬剤については該当項目を参照していただきたい．

1. 治療の選択

a）呼吸障害の進行を認めない場合の初期治療

以下のいずれかを選択する．

・mPSLパルス療法とカルシニューリン阻害薬

mPSLパルス療法を行い，PSLの後療法を行う．CyAまたはTACを併用する[23]．CyAは，持続静注または1日2回の内服を行う．内服では，目標トラフ値150 ng/mL以上を早期に保つようにする．TACはJDMでの使用経験に乏しいが，成人ではDM/PMに合併したILDに保険適用されている．1日2回内服し，トラフ値を5〜10 ng/mLで維持する．

・mPSLパルス療法とIVCY

mPSLパルス療法を1または2クール行い，PSLの後療法を行いながら，IVCYを追加する[5]．IVCYは1カ月ごとに原則3〜6回行う．

b）すでに呼吸障害を認める例や上記治療を導入したが改善を認めない例

mPSLパルス療法とカルシニューリン阻害薬，IVCYの3者併用を行う．

2. 感染が否定できない場合

感染が否定できない場合，上記免疫抑制療法に感染症に対する治療を併用する．生命予後の改善には，RP-ILDの進行を防ぐことが重要であり，感染症の可能性があっても免疫抑制療法の導入をためらうべきではない．

3. 初期治療に反応しない・再発を繰り返す場合

初期治療に反応しない例や再発を繰り返す例に対し，成人ではIVIG療法[24-26]，RTX[27-29]，MMF[30-37]，PE[38,39]・PMXを用いた血液浄化療法[40-43]などが用いられているが小児ではエビデンスに乏しい．

5 治療中の評価

ILDの疾患活動性評価には，肺HRCTと年長児では呼吸機能検査が有用である．KL-6もマーカーとして有用であるが[44]，CyAによる治療中には画像所見の改善よりやや遷延することがある．呼吸障害が進行した症例では動脈血ガス（肺胞気動脈血酸素分圧較差：A-aDO$_2$）も参考にして免疫抑制薬を調節する．経過中に急激に呼吸状態が悪化した場合は，気胸や気縦隔を鑑別する[10,23,45]．

呼吸障害をきたしており肺HRCTでDADパターン（急速に進行する広範囲の地図状スリガラス陰影・浸潤影）を認める場合の予後は非常に厳しく[15]，現在のところ決め手となる治療法はない．人工換気が必要となった場合，類似した病理像である急性呼吸窮迫症候群（acute respiratory distress syndrome：ARDS）で予後を改善するとして推奨されている肺保護換気法や高頻度振幅換気（high frequency oscillation：HFO）は考慮すべきであろう．膜型人工換気（extracorporeal membrane oxygenation：ECMO）により救命した例も報告されているが[46]，根治的な治療ではなく，他の治療により原疾患の改善が見込めない場合は適応が難しい．

6 予後

進行したRP-ILDについては救命できない報告が多い．RP-ILDの治療は，早期に発見し，早期に治療することが重要である．治療に反応した成人の抗MDA5抗体陽性ILDは再燃することが少ないとされ[47]，小児でも同様の予後が期待される．

7 今後の展望

本邦におけるILDを合併したJDMの予後が不良であることは明白である．しかし，予後不良因子の同定や評価法，治療法については今後もエビデンスを集積する必要があり，それに伴いILDの診療が急速に進歩する可能性がある．本疾患の診療に携わる者は，常に最新の情報に注意を払い，患者の予後の改善に努めなければならない．その方法の1つとして，ILD合併例の診療については，JDM診療に経験豊富な医師へのコンサルトを推奨する．

文献

1) 小林一郎：若年性皮膚筋炎に合併する間質性肺疾患とその治療．小児科，53：1345-1353，2012
2) Rider LG, et al：Jovenile Dermatomiosites.「Textbook of Pediatric Rheumatology 6th edition」pp.375-413（Cassidy JT, et al eds），Elsevier，2011
3) Sanner H, et al：Pulmonary outcome in juvenile dermatomyositis：a case-control study. Ann Rheum Dis, 70：86-91, 2011
4) Mathiesen P, et al：Long-term outcome in patients with juvenile dermatomyositis：a cross-sectional follow-up study. Scand J Rheumatol, 41：50-58, 2012
5) Kishi T, et al：Clinical analysis of 50 children with juvenile dermatomyositis. Mod Rheumatol, 23：311-317, 2013
6) Kobayashi I, et al：Anti-melanoma differentiation-associated gene 5 antibody is a diagnostic and predictive marker for interstitial lung diseases associated with juvenile dermatomyositis. J Pediatr, 158：675-677, 2011
7) Morinishi Y, et al：Juvenile dermatomyositis：clinical characteristics and the relatively high risk of interstitial lung disease. Mod Rheumatol, 17：413-417, 2007
8) 森 雅亮，他：若年性皮膚筋炎における間質性肺炎　剖検所見からの知見と今後の対応．小児科，55：1077-1084, 2014
9) Enders FB, et al：Consensus-based recommendations for the management of juvenile dermatomyositis. Ann Rheum Dis, 76：329-340, 2017
10) Nagai Y, et al：Fatal interstitial pneumonia in juvenile dermatomyositis. Eur J Dermatol, 20：208-210, 2010
11) 高瀬真人，他：正常新生児および非呼吸器疾患小児における血清KL-6値．日本小児呼吸器疾患学会雑誌，10：99-104, 1999

12) Sato S, et al：Autoantibodies to a 140-kd polypeptide, CADM-140, in Japanese patients with clinically amyopathic dermatomyositis. Arthritis Rheum, 52：1571-1576, 2005

13) Hall JC, et al：Anti-melanoma differentiation-associated protein 5-associated dermatomyositis：expanding the clinical spectrum. Arthritis Care Res（Hoboken）, 65：1307-1315, 2013

14) Tansley SL, et al：Anti-MDA5 autoantibodies in juvenile dermatomyositis identify a distinct clinical phenotype：a prospective cohort study. Arthritis Res Ther, 16：R138, 2014

15) Kobayashi N, et al：Clinical and laboratory features of fatal rapidly progressive interstitial lung disease associated with juvenile dermatomyositis. Rheumatology（Oxford）, 54：784-791, 2015

16) Fiorentino D, et al：The mucocutaneous and systemic phenotype of dermatomyositis patients with antibodies to MDA5（CADM-140）：a retrospective study. J Am Acad Dermatol, 65：25-34, 2011

17) Rider LG, et al：The myositis autoantibody phenotypes of the juvenile idiopathic inflammatory myopathies. Medicine（Baltimore）, 92：223-243, 2013

18) Gono T, et al：Anti-MDA5 antibody, ferritin and IL-18 are useful for the evaluation of response to treatment in interstitial lung disease with anti-MDA5 antibody-positive dermatomyositis. Rheumatology（Oxford）, 51：1563-1570, 2012

19) Muro Y, et al：Limitations of a single-point evaluation of anti-MDA5 antibody, ferritin, and IL-18 in predicting the prognosis of interstitial lung disease with anti-MDA5 antibody-positive dermatomyositis. Clin Rheumatol, 32：395-398, 2013

20) Tanizawa K, et al：HRCT features of interstitial lung disease in dermatomyositis with anti-CADM-140 antibody. Respir Med, 105：1380-1387, 2011

21) Won Huh J, et al：Two distinct clinical types of interstitial lung disease associated with polymyositis-dermatomyositis. Respir Med, 101：1761-1769, 2007

22) 小林法元：【特集-小児リウマチ性疾患の最新治療】その他の膠原病 若年性皮膚筋炎における間質性肺病変．小児科診療, 78：1109-1114, 2015

23) Kobayashi I, et al：Interstitial lung disease associated with juvenile dermatomyositis：clinical features and efficacy of cyclosporin A. Rheumatology（Oxford）, 42：371-374, 2003

24) Bakewell CJ & Raghu G：Polymyositis associated with severe interstitial lung disease：remission after three doses of IV immunoglobulin. Chest, 139：441-443, 2011

25) Hamada-Ode K, et al：High-dose intravenous immunoglobulin therapy for rapidly progressive interstitial pneumonitis accompanied by anti-melanoma differentiation-associated gene 5 antibody-positive amyopathic dermatomyositis. Eur J Rheumatol, 2：83-85, 2015

26) Suzuki Y, et al：Intravenous immunoglobulin therapy for refractory interstitial lung disease associated with polymyositis/dermatomyositis. Lung, 187：201-206, 2009

27) Marie I, et al：Rituximab therapy for refractory interstitial lung disease related to antisynthetase syndrome. Respir Med, 106：581-587, 2012

28) Sem M, et al：Rituximab treatment of the anti-synthetase syndrome：a retrospective case series. Rheumatology（Oxford）, 48：968-971, 2009

29) Vandenbroucke E, et al：Rituximab in life threatening antisynthetase syndrome. Rheumatol Int, 29：1499-1502, 2009

30) Cozzani E, et al：Amyopathic dermatomyositis with lung involvement responsive to mycophenolate mofetil. Immunopharmacol Immunotoxicol, 35：687-692, 2013

31) Hervier B, et al：Long-term efficacy of mycophenolate mofetil in a case of refractory antisynthetase syndrome. Joint Bone Spine, 76：575-576, 2009

32) Marie I, et al：Short-term and long-term outcomes of interstitial lung disease in polymyositis and dermatomyositis：a series of 107 patients. Arthritis Rheum, 63：3439-3447, 2011

33) Mira-Avendano IC, et al：A retrospective review of clinical features and treatment outcomes in steroid-resistant interstitial lung disease from polymyositis/dermatomyositis. Respir Med, 107：890-896, 2013

34) Morganroth PA, et al：Mycophenolate mofetil for interstitial lung disease in dermatomyositis. Arthritis Care Res（Hoboken）, 62：1496-1501, 2010

35) Sundaragiri PR, et al：Interstitial lung disease in antisynthetase syndrome without clinical myositis. BMJ Case Rep, 2014, 2014

36) Swigris JJ, et al：Mycophenolate mofetil is safe, well tolerated, and preserves lung function in patients with connective tissue disease-related interstitial lung disease. Chest, 130：30-36, 2006

37) Tsuchiya H, et al：Mycophenolate mofetil therapy for rapidly progressive interstitial lung disease in a patient with clinically amyopathic dermatomyositis. Mod Rheumatol, 24：694-696, 2014

38) Bozkirli DE, et al：Antisynthetase syndrome with refractory lung involvement and myositis successfully treated with double filtration plasmapheresis. J Clin Apher, 28：422-425, 2013

39) Omotoso BA, et al：Therapeutic plasma exchange in antisynthetase syndrome with severe interstitial lung disease. J Clin Apher, 30：375-379, 2015

40) Antonelli M, et al：PMX endotoxin removal in the clinical practice：results from the EUPHAS trial. Contrib Nephrol, 167：83-90, 2010

41) Ichiyasu H, et al：Favorable outcome with hemoperfusion of polymyxin B-immobilized fiber column for rapidly progressive interstitial pneumonia associated with clinically amyopathic dermatomyositis：report of three cases. Mod Rheumatol, 24：361-365, 2014

42) Kakugawa T, et al：Rapidly progressive interstitial pneumonia associated with clinically amyopathic dermatomyositis successfully treated with polymyxin B-immobilized fiber column hemoperfusion. Intern Med, 47：785-790, 2008

43) Teruya A, et al：Successful polymyxin B hemoperfusion treatment associated with serial reduction of serum anti-CADM-140/MDA5 antibody levels in rapidly progressive interstitial lung disease with amyopathic dermatomyositis. Chest, 144：1934-1936, 2013

44) Kobayashi I, et al：KL-6 is a potential marker for interstitial lung disease associated with juvenile dermatomyositis. J Pediatr, 138：274-276, 2001

45) Al-Mayouf SM, et al：Interstitial pneumonitis and air leakage in juvenile dermatomyositis. Rheumatology（Oxford）, 40：588-590, 2001

46) 竹島泰弘，他：42日間のECMO管理によって救命し得た若年性皮膚筋炎に伴う間質性肺炎における血清サイトカインの検討．日本小児呼吸器疾患学会雑誌，19：74, 2008

47) Sato S, et al：Anti-CADM-140/MDA5 autoantibody titer correlates with disease activity and predicts disease outcome in patients with dermatomyositis and rapidly progressive interstitial lung disease. Mod Rheumatol, 23：496-502, 2013

II 血液合併症

> **要旨**
>
> JDMでは血小板減少症を合併することがあり，自己抗体，骨髄低形成，血球貪食などの機序が考えられている．GC，免疫抑制薬，IVIGなどの有効性が報告されている．

　JDMの血球系合併症には，稀ではあるが血小板減少症[1-3]が報告されている．血小板減少を発症したJDM 3症例では，全例著明な巨核球減少を特徴とする骨髄低形成を認め，うち2例には血球貪食像もみられた．Platelet-associated IgG（PA-IgG）は陽性・陰性例ともに存在し，血小板減少の機序として骨髄低形成，自己免疫性血小板減少症，血球貪食症候群（hemophagocytic syndrome：HPS）が考えられている[3]．本邦成人DMでもPA-IgG陽性の血小板減少症例の報告がある[4]．HPSは現在，hemophagocytic lymphohistiocytosis（HLH）という呼称が一般化しており一次性（原発性）と二次性（反応性）に大別される．JDMなどの自己免疫疾患やリウマチ性疾患自体の活動性を背景に発症する場合は二次性HLHに分類され，熊倉らは自己免疫関連血球貪食症候群（autoimmune-associated hemophagocytic syndrome：AAHS）[5]という概念を提唱している．全身型JIAに合併した場合には，マクロファージ活性化症候群（macrophage activation syndrome：MAS）という病名が一般的に用いられるが，JDMなどの他の膠原病に合併した二次性HLH（あるいはAAHS）をMASとするかについての統一した見解はない．AAHSの病態には自己抗体を介する機序や免疫複合体を介する機序，サイトカイン活性化による機序が考えられている．AAHSの診断は，末梢血での血球減少症と組織学的にマクロファージ（組織球）による血球貪食像を認め，原疾患の活動性が高く，感染症などほかにHPSをきたす要因を除外することによる[5]．

　血小板減少症に対しては，GCで改善がみられる例も存在するが，GC抵抗性の症例に対してCyA（4 mg/kg/日），IVIG（200 mg/kg/日×5日間）によって1週間以内に血小板減少が改善した報告がある[2,3]．

　AAHSに対してはmPSLパルス療法，CyA，IVIGで改善しなかった症例に，血漿交換[6]やアナキンラ[7]が有効であった報告がある．

文献

1) Cooper C, et al：Dermatomyositis associated with idiopathic thrombocytopenia. Dermatologica, 172：173-176, 1986
2) Kobayashi I, et al：Platelet-specific hemophagocytosis in a patient with juvenile dermatomyositis. Acta Paediatr, 89：617-619, 2000
3) Kobayashi I, et al：Thrombocytopaenia in juvenile dermatomyositis. Scand J Rheumatol, 35：79-80, 2006
4) Yasuda S, et al：Haemophagocytic syndrome in a patient with dermatomyositis. Br J Rheumatol, 37：1357-1358, 1998
5) 熊倉 俊：血球貪食症候群の病態及び診断・治療. 島根医学, 36：9-17, 2016
6) Bustos BR, et al：Plasmapheresis for macrophage activation syndrome and multiorgan failure as first presentation of juvenile dermatomyositis. An Pediatr（Barc）, 77：47-50, 2012
7) Lilleby V, et al：Severe macrophage activation syndrome and central nervous system involvement in juvenile dermatomyositis. Scand J Rheumatol, 43：171-173, 2014

III 全身浮腫

> **要旨**
>
> 全身浮腫は治療抵抗性の因子と考えられ，GCに免疫抑制薬やIVIGを加えた積極的な治療が必要である．

　JDMや成人発症DMにおける全身浮腫の発症は稀であるが，病勢が高い状態と考えられている[1-3]．JDMの全身浮腫合併頻度は不明で，いくつかのケースレポートが報告されている[2-6]．一方，成人発症DMの全身浮腫合併頻度は約6％と報告されている[1]．全身浮腫合併JDM 18症例の後方視的検討では，非圧痕性浮腫，重症筋力低下，嚥下障害，皮膚・消化管潰瘍合併例，経口GCへの反応の悪い症例が多かった．なかにはmPSLパルス療法・IVIG・MTXで浮腫は改善しても筋力・発声障害・嚥下障害が改善せず，mPSLパルス療法3クール・HCQを追加し，独歩可能になるまで17週を要した症例も含まれていた[2]．全身浮腫を合併した成人発症DM 19症例の後方視的解析では，全例筋力低下・非圧痕性浮腫を認めた．浮腫以外の皮膚症状がみられず，筋生検でDMと診断した症例も含まれていた．GC単剤では反応不十分な症例が多く，免疫抑制薬・IVIGが必要となる症例が多く，治療抵抗性で死亡した3例も含まれていた．全身浮腫に特異的な筋炎関連自己抗体・筋炎特異的自己抗体は同定されておらず，悪性腫瘍発生との関連はなかった[1]．

　鑑別疾患には，腎不全，うっ血性心不全，肝硬変，ネフローゼ症候群，低アルブミン血症，甲状腺機能低下症，静脈血栓症，リンパ浮腫，血管神経浮腫など浮腫を呈する疾患がある．

　全身浮腫の詳細な発症機序は不明だが，筋炎とともに悪化することや，免疫抑制療法で改善することから血管炎，血管内皮細胞障害とそれに伴う血管透過性の亢進，免疫複合体の沈着，補体活性化，微小梗塞などが考えられている[1,4]．

　全身浮腫の際には消化管も浮腫性変化を生じている可能性があり，薬剤投与は経静脈的に行う．全身浮腫の合併は，GC単剤への治療不応性マーカーと考えられ[2]，GCに免疫抑制薬やIVIGを加えた積極的な治療を行う．

文献

1) Milisenda JC, et al：Dermatomyositis presenting with severe subcutaneous edema：five additional cases and review of the literature. Semin Arthritis Rheum, 44：228-233, 2014
2) Mitchell JP, et al：Juvenile dermatomyositis presenting with anasarca：A possible indicator of severe disease activity. J Pediatr, 138：942-945, 2001
3) Saygi S, et al：Juvenile dermatomyositis presenting with anasarca. J Child Neurol, 23：1353-1356, 2008
4) Karabiber H, et al：A rare complication of generalized edema in juvenile dermatomyositis：a report of one case. Brain and Development, 26：269-272, 2004
5) Kimball AB, et al：Magnetic resonance imaging detection of occult skin and subcutaneous abnormalities in juvenile dermatomyositis. Implications for diagnosis and therapy. Arthritis Rheum, 43：1866-1873, 2000
6) Lucio Filho CE, et al：Juvenile dermatomyositis presenting with anasarca：a possible new variant. Acta Reumatol Port, 33：238-242, 2008

IV 異所性石灰化

> **要旨**
>
> 異所性石灰化は，全身症状や筋症状の軽快後にも残存し，皮膚・皮下組織，筋肉内，筋膜面などに石灰沈着を起こし，局所の感染，高熱，疼痛や機能障害の原因となる難治性の合併症である．治療として，生物学的製剤，骨粗鬆症治療薬，カルシウム拮抗薬，外科的切除などを考慮する．

異所性石灰化はJDMの28～40％に合併する[1-3]．重症例，長期罹患例，再発を繰り返す症例[2,4,5]，リポジストロフィーや血管炎を伴う症例[6]に多い．

異所性皮下石灰化は，限局性石灰沈着（33％），腫瘤性（20％），筋膜面に沿った石灰沈着（16％），混合性（22％）などの種類があり[7]，圧痛，深部痛，脂肪織炎や潰瘍を伴うことがある[8]．異所性皮下石灰化の合併は，DMに比べてJDMでは頻度が高く，罹患年数が短い例でもみられる[8]．本邦のJDM実態調査（2003年）では，JDM 50例中，14例に異所性皮下石灰化が認められ，その出現時期は平均1.58年で，出現部位は肘，膝頭部，殿部の伸側に集中し，腫瘤性のものが多かった[3]．異所性皮下石灰化に併発した症状は，動作時疼痛，関節可動域制限，皮膚との瘻孔形成，局所感染であった[3]．

JDMの異所性皮下石灰化の病因は局所の組織障害，炎症，カルシウム代謝に関係するタンパク制御の異常といわれている[9]．ハイドロキシアパタイトを核とした各種のカルシウム塩が蓄積し，この貯留液はカルシウムミルクと呼ばれ，さまざまな炎症性細胞や大量の炎症性サイトカインが含まれている[10]．

異所性皮下石灰化のリスク因子には，診断や治療までの遅れ，不十分・不適切な治療，若年齢の発症[11]，抗NXP-2抗体陽性などがあげられている．特に抗NXP-2抗体陽性JDMに異所性皮下石灰化の合併が多い[11-13]．

診断は単純X線で十分可能であるが[14]，CT，MRI，シンチグラフィー，エコーなども用いられる．

確実な治療法は確立されていないが，インフリキシマブ[15]，アバタセプト[16]，サリドマイド[17]，IVIG[18]，ビスホスホネート製剤[19,20]，カルシウム拮抗薬（ジルチアゼム塩酸塩）[21]，水酸化アルミニウム[22,23]，プロベネシド[24]の有効性が報告されている．GCの局所注射の報告例もある[25]．外科的切除も考慮される[26,27]．本邦の調査（2003年）では，水酸化アルミニウム製剤が7例中2例に有効で，外科的切除が14例中5例に施行されていた[3]．

文献

1) Robinson AB, et al：Clinical characteristics of children with juvenile dermatomyositis：the Childhood Arthritis and Rheumatology Research Alliance Registry．Arthritis Care Res．66：404-410，2014
2) Ravelli A, et al：Long-term outcome and prognostic factors of juvenile dermatomyositis：a multinational, multicenter-study of 490 patients．Arthritis Care Res．62：63，2010
3) 宮前多佳子，他：若年性皮膚筋炎に併発する異所性石灰化の実態調査．リウマチ．43：538-543，2003
4) Sato JO, et al：A Brazilian registry of juvenile dermatomyositis：onset features and classification of 189 cases．Clin Exp Rheumatol．27：1031-1038，2009

5) Mark F. Hoeltzel, et al：The Presentation, Assessment, Pathogenesis, and Treatment of Calcinosis in Juvenile Dermatomyositis. Curr Rheumatol Rep, 16：467, 2014

6) Mathiesen P, et al：Long-term outcome inpatients with juvenile dermatomyositis：a cross-sectional followup study. Scand J Rheumatol, 41：50-58, 2012

7) Blane CE, et al：Patterns of calcification in childhood dermatomyositis. Am J Roentgenol, 142：397-400, 1984

8) Balin SJ, et al：Calcinosis cutis occurring in association with autoimmune connective tissue disease：the Mayo Clinic experience with 78 patients, 1996-2009. Arch Dermatol, 148：455-462, 2012

9) Rider LG：Calcinosis in juvenile dermatomyositis：pathogenesis and current therapies. Pediatr Rheumatol Online J, 1：2, 2003

10) Shimizu M, et al：Role of activated macrophage and inflammatory cytokines in the development of calcinosis in juvenile dermatomyositis. Rheumatology (Oxford), 53：766-767, 2014

11) Tansley SL, et al：Calcinosis in juvenile dermatomyositis is influenced by both anti-NXP2 autoantibody status and age at disease onset. Rheumatology (Oxford), 53：2204-2208, 2014

12) Ceribelli A, et al：Anti-MJ/NXP-2 autoantibody specificity in a cohort of adult Italian patients with polymyositis/dermatomyositis. Arthritis Res Ther, 14：R97, 2012

13) Sugiura K, et al：Autoantibodies to nuclear matrix protein 2/MJ in adult-onset dermatomyositis with severe calcinosis. J Am Acad Dermatol, 67：e167-e168, 2012

14) Shahi V, et al：Plain radiography is effective for the detection of calcinosis cutis is occurring in association with autoimmune connective tissue disease. Br J Dermatol, 170：1073-1079, 2014

15) Riley P, et al：Effectiveness of infliximab in the treatment of refractory juvenile dermatomyositis with calcinosis. Rheumatology (Oxford), 47：877-880, 2008

16) Arabshahi B, et al：Abatacept and sodium thiosulfate for treatment of recalcitrant juvenile dermatomyositis complicated by ulceration and calcinosis. J Pediatr, 160：520-522, 2012

17) Miyamae T, et al：Efficacy of thalidomide in a girl with inflammatory calcinosis, a severe complication of juvenile dermatomyositis. Pediatr Rheumatol Online J, 8：6, 2010

18) Touimy M, et al：Calcinosis universalis complicating juvenile dermatomyositis：improvement after intravenous immunoglobulin therapy. Joint Bone Spine, 80：108-109, 2013

19) Marco Puche A, et al：Effectiveness of the treatment with intravenous pamidronate in calcinosis in juvenile dermatomyositis. Clin Exp Rheumatol, 28：135-140, 2010

20) Ambler GR, et al：Rapid improvement of calcinosis in juvenile dermatomyositis with alendronate therapy. J Rheumatol, 32：1837-1839, 2005

21) Oliveri MB, et al：Regression of calcinosis during diltiazem treatment in juvenile dermatomyositis. J Rheumatol, 23：2152-2155, 1996

22) Nakagawa T & Takaiwa T：Calcinosis cutis in juvenile dermatomyositis responsive to aluminum hydroxide treatment. J Dermatol, 20：558-560, 1993

23) Wang WJ, et al：Calcinosis cutis in juvenile dermatomyositis：remarkable response to aluminum hydroxide therapy. Arch Dermatol, 124：1721-1722, 1988

24) Nakamura H, et al：Efficacy of probenecid for a patient with juvenile dermatomyositis complicated with calcinosis. J Rheumatol, 33：1691-1693, 2006

25) Al-Mayouf SM, et al：Localized calcinosis in juvenile dermatomyositis：successful treatment with intralesional corticosteroids injection. Int J Rheum Dis, 13：e26-e28, 2010

26) Vitale A, et al：Massive gluteal calcinosis in a 10-year-old girl with juvenile dermatomyositis：successful surgical management. Plast Reconstr Surg, 124：e456-e458, 2009

27) Wu JJ & Metz BJ：Calcinosis cutis of juvenile dermatomyositis treated with incision and drainage. Dermatol Surg, 34：575-577, 2008

V リポジストロフィー（脂肪異栄養症）

要 旨

リポジストロフィーとは，進行性に生じる皮下脂肪織の著明な減少（脂肪萎縮症）と代謝異常を伴う合併症である．重症で慢性持続性の経過をとるJDMでは，脂質異常症，インスリン抵抗性などのスクリーニングが必要である．

　リポジストロフィー（脂肪異栄養症）では進行性に生じる皮下脂肪織の著明な減少（脂肪萎縮症）が8〜40％にみられる[1-3]．JDM/DMに特徴的な合併症であり，PMではみられない[3]．JDM発症後，数年で合併しやすい．リポジストロフィーの合併リスク因子には，異所性石灰化，筋萎縮，関節拘縮，頬部紅斑などがあげられている[3]．また，筋炎関連自己抗体の抗TIF1-γ抗体陽性と関連があるとの報告がある[4]．JDMのリポジストロフィーには全身型・部分型・局所型の3型があり，黒色表皮症，多毛症を呈することもある．二重エネルギーX線吸収測定法（DXA）[5]や，大腿部のMRI[3]は脂肪萎縮の評価に役立つ．

　リポジストロフィーの病態には，免疫異常に関連したアディポサイトの機能や分化の異常，サイトカインの関与が示唆されており，皮下脂肪減少がある一方で，脂肪の再分布，非アルコール性脂肪肝をきたす[6]．

　代謝異常は重要な所見であり，全身型・部分型のリポジストロフィーでは，低HDL血症を伴った高トリグリセリド血症とインスリン抵抗性を示す[2,3]．重症で慢性持続性の経過例や異所性石灰化に伴う脂肪織炎のみられる例は，リポジストロフィーが進行しやすい．このためハイリスクのJDMでは，脂質異常症，インスリン抵抗性などのスクリーニングが必要である．

　治療は，高トリグリセリド血症やインスリン抵抗性糖尿病の治療が主となる．先天性リポジストロフィーの治療に用いられているメトレレプチンがJDMに合併したリポジストロフィーの脂質異常症，インスリン抵抗性の改善に有効であったという症例報告がある[7]．

文献

1) Huemer C, et al：Lipodystrophy in patients with juvenile dermatomyositis—evaluation of clinical and metabolic abnormalities. J Rheumatol, 28：610-615, 2001
2) Verma S, et al：Study of subcutaneous fat in children with juvenile dermatomyositis. Arthritis Rheum, 55：564-568, 2006
3) April B, et al：Predictors of Acquired Lipodystrophy in Juvenile-Onset Dermatomyositis and a Gradient of Severity. Medicine（Baltimore）, 87：70-86, 2008
4) Targoff IN, et al：Autoantibodies to transcriptional intermediary factor 1-gamma（TIF1-γ）in dermatomyositis. Arthritis Rheum, 54：S1241, 2006
5) Schwenk A：Methods of assessing body shape and composition in HIV-associated lipodystrophy. Curr Opin Infect Dis, 15：9-16, 2002
6) Garg A：Acquired and inherited lipodystrophies. N Engl J Med, 350：1220-1234, 2004
7) Lebastchi J, et al：A Report of Three Cases With Acquired Generalized Lipodystrophy With Distinct Autoimmune Conditions Treated With Metreleptin. J Clin Endocrinol Metab, 100：3967-3970, 2015

VI 心病変

> **要旨**
>
> JDMにおいて心筋障害は非常に稀であるが，ときに不整脈や，心筋炎/心筋症，心外膜炎などを生じる[1-4]．すべての患児で心電図と心エコーを評価することが勧められる[5]．

成人のPM/DMでは約1/3（25〜38%）の症例で心電図異常がみられるが，無症候性の患者が多い[6]．左心室肥大や不整脈，特に左脚前枝ブロックを含め，PMでより高頻度である[7]．JDMにおいても不整脈の症例が報告されている[1]．

JDM患児は長期的に無症候性の左室拡張障害や，長軸方向の心筋ストレインで評価される収縮障害を呈することが報告されている[8]．長期的な心機能障害は，初期の筋病変よりも皮膚病変の活動性と関連し，心筋の血管障害が皮膚病変と類似の病態を呈していることを示唆する報告がある[9]．

成人においては，間質性肺炎に伴う右心不全がDMの死因の1つとなっている[10]．抗MDA-5抗体陽性のCADM症例で，微小血栓や著明なムチン沈着を伴う皮膚症状の悪化とともに，心筋症が悪化し心不全を呈した症例が報告されている[11]．

また小児において間質性肺炎後に認めた心筋症に対し，IVIGが著効した報告がみられる[12]．国内のPM/DMに対するガイドラインでは，心筋障害を合併する場合の治療法として，10例ほどの症例報告をもとに，高用量やパルス療法を含むGC，免疫抑制薬を含む治療が行われる（推奨度C1）と記されている[13]．

参考文献

1) Karaca NE, et al : Juvenile dermatomyositis with a rare and remarkable complication : sinus bradycardia. Rheumatol Int, 27 : 179-182, 2006
2) Pereira RM, et al : Pericardial tamponade in juvenile dermatomyositis. Clin Cardiol, 15 : 301-303, 1992
3) Crowe WE, et al : Clinical and pathogenetic implicatins of histopathology in childhood polydermatomyositis. Arthritis Rheum, 25 : 126-139, 1982
4) Pachman LM & Cooke N : Juvenile dermatomypsitis : a clinical and immunologic sutudy. J Pediatr, 96 : 226-234, 1980
5) Enders FB, et el : Consensus-based recommendations for the management of juvenile dermatomyositis. Ann Rheum Dis, 76 : 329-340, 2017
6) Zhang L, et al : Cardiac involvement in adult polymyositis or dermatomyositis : a systematic review. Clin Cardiol, 35 : 686-691, 2012
7) Deveza LM, et al : Electrocardiographic changes in dermatomyositis and polymyositis. Rev Bras Rheumatol Engl Ed, 56 : 95-100, 2016
8) Schwartz T, et al : Cardiac dysfunction in juvenile dermatomyositis : a case-control study. Ann Rheum Dis, 70 : 766-771, 2011
9) Schwartz T, et al : In juvenile dermatomyositis, cardiac systolic dysfunction is present after long-term follow-up and is predicted by sustained early skin activity. Ann Rheum Dis, 73 : 1805-1810, 2014
10) Danko K, et al : Long-term survival of patients with idiopathic inflammatory myopathies according to clinical features : a longitudinal study of 162 cases. Medicine (Baltimore), 83 : 35-42, 2004
11) Pau-Charles I, et al : Anti-MDA5 positive clinically amyopathic dermatomyositis presenting with severe cardiomyopathy. J Eur Acad Dermatol Venereol, 28 : 1097-1102, 2014
12) Yoshimatsu Y, et al : Successful treatment with intravenous high-dose immunoglobulin for cardiomyopathy in dermatomyositis complicated with progressive interstitial pneumonia. Int J Rheum Dis, 2015 Oct 7 [Epub ahead of print]
13) 「多発性筋炎・皮膚筋炎治療ガイドライン」（厚生労働科学研究費補助金難治性疾患等政策研究事業 難治性疾患政策研究事業 自己免疫疾患に関する調査研究班 多発性筋炎皮膚筋炎分科会/編），pp40-41，診断と治療社，2015

VII 消化管病変

> **要旨**
>
> 消化管の血管障害が著しい症例で，消化管の潰瘍や穿孔を生じることがある．

　JDMでは消化管の血管炎/血管障害が著しい症例で消化管の潰瘍や穿孔をきたし，死亡原因となりえる[1-3]．GCなど治療開始後に穿孔をきたした症例の報告もあり，JDM症例の治療経過中に腹痛を認めた際には消化管穿孔を鑑別する必要がある[4]．ときに腸管気腫症を生じることがあり，軽症例から致死的な重症例までさまざまな症例が報告されている[5]．炎症性筋疾患に伴う消化管病変は頻度が少なく，消化管病変の有無により治療を検討した報告はほとんどないが，血管炎による病変が目立つJDMに対して，IVCYがのぞましいとの専門家の意見がある．

　長期経過で活動性が持続した症例は嚥下障害をきたし，誤嚥の原因となる．成人のPM/DMではGC抵抗性の嚥下障害に対して，IVIGが有効であった報告がある[6]．

　便秘による腹痛は，JDM治療開始時にしばしば認める症状である．

文献

1) Magill HL, et al : Duodenal perforation in childhood dermatomyositis. Pediatr Radiol, 14 : 28-30, 1984
2) Mamyrova G, et al : Late-onset gastrointestinal pain in juvenile dermatomyositis as a manifestation of ischemic ulceration from chronic endarteopathy. Arthritis Rheum, 57 : 881-884, 2007
3) Singh S, et al : Mortality in children with juvenile dermatomyositis : two decades of experience from a single tertiary care centre in North India. Clin Rheumatol, 33 : 1657-1659, 2014
4) Wang IJ, et al : Juvenile dermatomyositis complicated with vasculitis and duodenal perforation. J Formos Med Assoc, 100 : 844-846, 2001
5) Miyamae T, et al : Pneumatosis intestinalis associated with juvenile dermatomyositis. Case Rep Rheumatol, 2016 : 6497357, 2016
6) Marie I, et al : Intravenous immunoglobulins for steroid-refractory esophageal involvement related to polymyositis and dermatomyositis : a series of 73 patients. Arthritis Care Res (Hoboken), 62 : 1748-1755, 2010

VIII 関節病変

> **要旨**
>
> 関節炎は約半数のJDM患児で認められる症状である．

　JDMでは40〜60％の患児で非破壊性の関節炎をきたす[1,2]．膝関節や手関節，手指関節の頻度が高い．関節炎は2/3が単関節炎，1/3が多関節炎である．JDM治療経過の比較的早期に，肘・肩・膝や股関節などの屈曲拘縮を生じることがあるが，これは滑膜炎よりも筋および筋膜の炎症によるものと考えられている．腱周囲滑膜炎や屈曲側の皮下結節を伴うことがある．滑膜炎はMRIや関節エコーでとらえることができるが，急性期の関節炎のみの画像所見によりJDMを若年性特発性関節炎と鑑別するのは困難である（図2，3）．

　抗MDA5抗体陽性者で左右対称のRAに類似した多関節炎をきたすことが報告されており[3]，JDMにおいても無筋症性JDM症例のうち5例中3例で非破壊性の多関節炎がみられた報告がある[1]．成人領域では，関節炎は抗ARS抗体症候群の合併症としてよく知られている[4]．

　JDMに対する一般的な治療の治療反応性はよく，一過性であることが多いが，筋炎沈静化後もGC減量によりしばしば関節炎は再燃する[1]．再燃した関節炎に対しては，治療の追加が検討されるが，治療法に関する明確な基準はない．

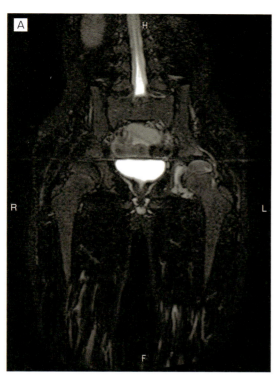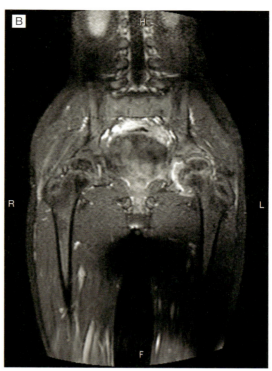

図2 11歳,男児.股関節のSTIR像(A)およびガドリニウム造影T1強調画像(B)
左股関節に滑膜肥厚,および滑膜の造影効果を認める.

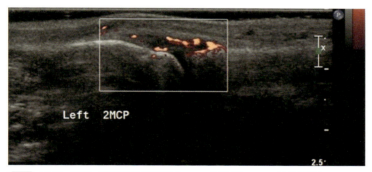

図3 12歳,男児.間質性肺炎併発のJDM症例(抗MDA5抗体陽性)
手指に圧痛を伴う関節炎を認め,関節エコー(パワードップラー)で滑液貯留と血流増加を認める.

文献

1) Tse S, et al : The arthritis of inflammatory childhood myositis syndrome. J Rheumatol, 28 : 192-197, 2001
2) Robinson AB, et al : Clinical characteristics of children with juvenile dermatomyositis : the Childhood Arthritis and Rhwumatology Research Alliance Registry. Arthritis Care Res (Hoboken), 66 : 404-410, 2014
3) Hall JC, et al : Anti-melanoma differentiation-associated protein 5-associated dermatomyositis : expanding the clinical spectrum. Arthritis Care Res (Hoboken), 65 : 1307-1315, 2013
4) Mimori T, et al : Autoantibodies in idiopathic inflammatory myopathy : an update on clinical and pathophysiological significance. Curr Opin Rheumatol, 19 : 523-529, 2007

IX 腎病変

> **要旨**
>
> JDM発症時の腎病変は稀である．

　JDM発症時に組織学的な異常を伴う腎病変が生じることは非常に稀である[1]．稀な腎病変として慢性腎炎が報告されている[2]．膜性腎症やネフローゼ症候群を呈したJDMの症例報告がある[3,4]．

　腎病変ではないが，ミオグロビン尿により尿潜血反応が陽性となることはよく知られている．非常に稀であるが，筋炎発症時に筋崩壊に伴うミオグロビン尿により急性尿細管壊死が生じ，腎不全を呈した症例が報告されている[5-9]．どの程度の筋崩壊が生じると急性腎障害を生じるかに関しては，外傷など短期間に生じた筋の損傷や他の原因による横紋筋融解症も含めて述べられることが多い．さらに血中ミオグロビンは半減期が短いため，腎機能障害の発症予測に有用ではなく[10]，筋肉の障害の程度はCK値を用いて示されることが一般的である．CKが15,000～20,000 U/L以下では一般に急性腎障害のリスクは低いとされているが，CK 5,000 U/L以下であっても，敗血症や脱水症など他の因子が併存する際には腎障害を生じることが報告されている[11]．炎症性筋疾患においてどの程度の筋障害から横紋筋融解症としての対応が必要となるかは明らかでないため，著明なCK上昇を認めた際は，横紋筋融解による急性腎障害の一般的な予防法[11]を参考に，電解質や静脈圧に注意し尿量をモニターしつつ，重症度に応じた輸液を行う．横紋筋融解症とされる筋障害の程度に関しては明確な基準はないが，おおむねCK値が正常の5倍以上もしくは1,000 U/L以上とされることが多い[12]．

　また筋肉量が減少した症例では血清Crが体格に比し低値となりうるため，腎障害の評価の際には注意する．

文献

1) Yen TH, et al：Renal involvement in patients with polymyositis and dermatomyositis. Clin Pract, 59：188-193, 2005
2) Xie Q, et al：Diffuse proliferative glomerulonephritis associated with dermatomyositis with nephrotic syndrome. Rheumatol Int, 30：821-825, 2010
3) Soylu A, et al：Dermatomyositis with membranous nephropathy. Turk J Pediatr, 43：143-145, 2001
4) Nickavar A, et al：Nephrotic syndrome and juvenile dermatomyositis. Rheumatol Int, 32：2933-2935, 2012
5) Couvrat-Desvergnes G, et al：The spectrum of involvement in patients with inflammatory myopathies. Medicine (Baltimore), 93：33-41, 2014
6) Thakur V, et al：Case report：polymyositis-induced myoglobinuric acute renal failure. Am J Med Sci, 312：85-87, 1996
7) Lewington AJ, et al：Polymyositis：a cause of acute renal failure. Nephrol Dial Transplant, 11：699-701, 1996
8) Tsai CN, et al：Rhabdomyolysis and acute renal failure in a polymyositis patient. Mod Rheumatol, 14：422-423, 2004
9) Kim HW, et al：Recurrent rhabdomyolysis and myoglobinuric acute renal failure in a patient with polymyositis. Nephrol Dial Transplant, 20：2255-2258, 2005
10) Parekh R, et al：Rhabdomyolysis：advances in diagnosis and treatment. Emerg Med Pract, 14：1-15, 2012
11) Bosch X, et al：Rhabdomyolysis and acute kidney injury. N Engl J Med, 361：62-72, 2009
12) Parekh R, et al：Rhabdmyolysis：advances in diagnosis and treatment. Emerg Med Pracat, 14：1-15, 2012

第14章 特殊な病態と治療

第15章 日常生活の留意点

I 予防接種

> **要旨**
>
> 不活化ワクチン接種は安全であるが，ワクチン接種後の抗体価は健常者に比して低い．GCおよび免疫抑制薬服用中のJDM患児に対する生ワクチン接種の安全性に関する知見は少ない．ワクチンの実施に当たっては小児感染症学会のガイドラインに従う[1]．

JDM患児に対する不活化ワクチン接種に関しては，ワクチンの安全性および原疾患に対する安全性はともに十分に示されている[2,3]．しかし，2009年の新型インフルエンザH1N1に対するワクチン接種で検討された接種後の抗体価の検討では，JDM 30例が含まれ，健常児と比較し抗体の陽性率が低かった[3]．この報告ではワクチン接種後3週の時点で原疾患の悪化はみられなかった．

一方で，生ワクチン接種に関する知見は非常に限られている[4,5]．小児リウマチ性疾患患児25例に対し水痘・帯状疱疹ウイルスワクチンを接種した報告では，10 mg/日以下のPSLと20 mg/m^2/週以下のMTXを服用中のJDM 4例を含め，原疾患の悪化やワクチンの副作用はみられなかった[6]．国内の免疫抑制状態にある患児に対する予防接種ガイドラインでは，高用量GCもしくは高用量免疫抑制薬使用中の生ワクチン接種は推奨されず，高用量でないGCもしくは免疫抑制薬使用中は，あくまでも倫理委員会の承認を得たうえでの臨床研究として考慮されるにとどめるべきである，と記載されている[1]．

文献

1) 「小児の臓器移植および免疫不全状態における予防接種ガイドライン2014」（日本小児感染症学会/監），pp81-82, 協和企画，2014
2) Guissa VR, et al : Influenza A H1N1/2009 vaccine in juvenile dermatomyositis : reduced immunogenicity in patients under immunosuppressive therapy. Clin Exp Rheumatol, 30 : 583-588, 2012
3) Ogimi C, et al : Immunogenicity of influenza vaccine in children with pediatric rheumatic disease receiving immunosuppressive agents. Pediatr Infect Dis J, 30 : 208-211, 2011
4) Silva CA, et al : Vaccinations in juvenile chronic inflammatory disease : an update. Nat Rev Rheumatol, 9 : 532-543, 2013
5) Heijstek MW, et al : Vaccination in paediatric patients with auto-immune rheumatic disease : a systemic literature review for the European League against Rheumatism evidence-based recommendations. Autoimmune Rev, 11 : 112-122, 2011
6) Pileggi GS, et al : Safety and immunogenicity of varicella vaccine in patients with juvenile rheumatic diseases receiving methotrexate and corticosteroids. Arthritis Care Res (Hoboken), 62 : 1034-1039, 2010

II リハビリテーション

> **要旨**
>
> 治療早期のリハビリテーションは施行してもよいが，最適な負荷の程度は明らかでない．運動による長期的な機能予後の改善効果は明らかでない．

　JDM に対するリハビリテーションは，JDM 急性期の運動により筋障害が助長される時期は，拘縮の予防のために関節可動域を改善する運動にとどめる．炎症が沈静化した後は，筋への負担を評価しつつ早期に運動量を増やし，筋力低下や筋萎縮を防ぐことを主眼に行う[1,2]．

　近年，JDM における運動機能や運動療法に関する研究が行われるようになり[3-6]，エビデンスに基づいた議論が進んでいる．しかし，JDM における運動療法の効果に関する報告は多くが安定期における検討であり[7-9]，JDM の活動性に対する影響を評価した報告は少ない[10]．成人の炎症性筋疾患における運動療法に関しては少数例での報告が散見され[11-15]，筋炎の活動性がある急性期の運動療法に関しても，いくつか報告されている[16-21]．これらの報告からは，小児および成人のいずれにおいても，また疾患活動性に関しては活動期・再燃時・慢性期のいずれであってでも，運動療法は筋炎症例に対して認容性があり施行可能で，炎症や病勢に対して安全であることが示されている．さらに PM/DM 症例を対象とした最近の研究では，炎症性筋疾患の疾患活動性指標や炎症に関する遺伝子発現が運動により低下することが示され[22]，さらにミトコンドリアの酵素活性が増加し筋肉の酸素消費能が改善したことが報告されている[23]．これらのデータをもとに，Alexanderson は筋炎の運動療法に関する総説のなかで，集中的な有酸素運動やウエイトトレーニングは筋炎の疾患活動性や炎症を減らし，筋代謝を改善させることが推察されると述べている[24]．

　国内の PM/DM に対するガイドラインでは，治療早期のリハビリテーションは施行してもよいが，機能予後の改善効果や最適な負荷の程度は明らかでないとされている[25]．この推奨は，成人の PM/DM を対象とした小規模な報告で，CK 値の上昇を伴わず機能の改善がみられたこと[16,18]，リハビリテーションが有害であるとする研究報告がないことなどがもととなっている．

文献

1) 横田俊平：若年性皮膚筋炎．「リウマチ基本テキスト［第2版］」（日本リウマチ財団／編），pp420-423，2005
2) Rider LG, et al：Juvenile Dermatomyositis．「Textbook of Pediatric Rheumatology, 7th ed」(Petty RE, et al eds), pp378, Elsevier, 2016
3) Takken T, et al：Aerobic capacity in patients with juvenile dermatomyositis. J Rheumatol, 39：1075-1080, 2003
4) Takken T & van der Net J：Anaerobic exercise capacity in patients with juvenile-onset of idiopathic inflammatory myopathies. Arthritis Rheum, 53：304-307, 2005
5) Maillard SM, et al：Quantitative assessment of the effects of a single exercise session on muscles in juvenile dermatomyositis. Arthritis Rheum, 53：558-564, 2005
6) Mathiesen PR, et al：Aerobic fitness after JDM—a long-term follow-up study. Rheumatology (oxford), 52：287-295, 2013
7) Habers EA, et al：Design of the muscles in motion study：a randomized controlled trial to evaluate the efficacy and

feasibility of an individually tailored home-based exercise training program for children and adolescents with juvenile dermatomyositis. BMC Musculoskelet Disord, 13：108, 2012

8) Riisager M, et al：Aerobic training in persons who have recovered from juvenile dermatomyositis. Neuromuscul Disord, 23：962-968, 2013

9) Habers GE, et al：Muscles in motion：a randomized controlled trial on the feasibility, safety and efficacy of an exercise training program in children and adolescents with juvenile dermatomyositis. Rheumatology (Oxford), 55：1251-1262, 2016

10) Omori CH, et al：Exercise training in juvenile dermatomyositis. Arthritis Care Res (Hoboken), 64：1186-1194, 2012

11) Alexanderson H, et al：Benefits of intensive resistance training in patients with chronic polymyositis or dermatomyositis. Arthritis Rheum, 57：768-777, 2007

12) Munters LA, et al：Improvement in health and possible reduction in disease activity using endurance exercise in patients with established polymyositis and dermatomyositis：a multicenter randomized controlled trial with a 1-year open extension followup. Arthritis Care Res (Hoboken), 65：1959-1968, 2013

13) Bertolucci F, et al：Abnormal lactate levels in patients with polymyositis and dermatomyositis：the benefits of a specific rehabilitative program. Eur J Phys Rehabil Med, 50：161-169, 2014

14) Dastmalchi M, et al：Effect of physical training on the proportion of slow-twitch type I muscle fibers, a novel nonimmune-mediated mechanism for muscle impairment in polymyositis or dermatomyositis. Arthritis Rheum, 57：1303-1310, 2007

15) Mattar MA, et al：Safety and possible effects of low-intensity resistance training associated with partial blood flow restriction in polymyositis and dermatomyositis. Arthritis Res Ther, 16：473, 2014

16) Alexanderson H, et al：The safety of home exercise program in patients with recent onset active polymyositis or dermatomyositis. Scand J Rheumatol, 29：295-301, 2000

17) Alexanderson H, et al：Resistive home exercise in patients with recent-onset polymyositis and dermatomyositis - a randomized controlled single-blinded study with a 2-year followup. J Rheumatol, 41：1124-1132, 2014

18) Escalante A, et al：Resistive exercise in the rehabilitation of polymyositis/dermatomyositis. J Rheumatol, 20：1340-1344, 1993

19) Varju C, et al：The effect of physical exercise following acute disease exacerbation in patients with dermato/polymyositis. Clin Rehabil, 17：83-87, 2003

20) Hejazi SM, et al：Intensive exercise and a patient in acute phase of polymyositis. J Back Musculoskelet Rehabil, 25：231-234, 2012

21) Mattar MA, et al：Exercise as an adjuvant treatment in persistent active polymyositis. J Clin Rheumatol, 20：11-15, 2014

22) Nader GA, et al：A longitudinal, integrated, clinical, histlogical and mRNA profiling study of resistance exercise in myositis. Mol Med, 16：455-464, 2010

23) Alemo Munters L, et al：Improved exercise performance and increased aerobic capacity after endurance training of patients with stable polymyositis and dermatomyositis. Arthritis Res Ther, 15：R83, 2013

24) Alexanderson H：Physical exercise as a treatment for adult and juvenile myositis. J Intern Med, 280：75-96, 2016

25)「多発性筋炎・皮膚筋炎治療ガイドライン」(厚生労働科学研究費補助金難治性疾患等政策研究事業 難治性疾患政策研究事業 自己免疫疾患に関する調査研究班 多発性筋炎皮膚筋炎分科会／編), p33, 診断と治療社, 2015

III 紫外線予防

> **要旨**
> 紫外線予防のために日焼け止めが必要である．

　疾患活動性がある間は日光過敏となるため，UV-AとUV-Bの両方の紫外線に対してSPF（sun protection factor）30以上の日焼け止めが必要である[1]．また紫外線暴露は，筋炎関連自己抗体の産生にかかわるという報告がある[2,3]．日焼け止めの明確な中止時期は明らかでなく，可能であれば継続がのぞましい．

文献

1) Rider LG, et al：Juvenile dermatomyositis.「Textbook of Pediatric Rheumatology 7th ed」(Petty RE, et al eds), p375, Elsevier, 2016
2) Shah M, et al：Ultraviolet radiation exposure is associated with clinical and autoantibody phenotypes in juvenile myositis. Arthritis Rheum, 65：1934-1941, 2013
3) Love LA, et al：Ultraviolet radiation intensity predicts the relative distribution of dermatomyositis and anti-Mi-2 autoantibodies in women. Arthritis Rheum, 60：2499-2504, 2009

第16章 予後

> **要旨**
>
> GCや免疫抑制薬の導入により，JDM患者の65〜80％は寛解する．一方，小児期の膠原病の死亡者数は，疾患別ではJDMが最も多く，死因としてはILDが最も多い．長期的には筋萎縮とそれに伴う関節拘縮，皮下石灰化が出現し，機能障害を呈することもある．なお，JDMにおける悪性腫瘍の合併率はきわめて少ない．

近年，治療の進歩によりJDMの生命予後は格段に改善している．GC導入前は，JDM患者全体の1/3が死亡，1/3が筋萎縮・関節拘縮とともに皮下石灰化を呈し，機能障害を呈していた[1]．その後，GCや免疫抑制薬の導入により，JDM患者の生命予後は格段に改善し，現在の5年生存率は95％以上となっている[2]．さらに，JDM患者の65〜80％は機能障害などを残さずに，寛解するといわれている[2]．単相性の症例が4割，慢性ないし多相性の症例が6割とされているが，多くの症例は最終的に薬物療法が中止できると考えられている[3]．また，国際的な多施設共同研究においても，JDMに伴う死亡率は3.1％，重篤な機能障害は，6.5％と非常に少ない[4]．

その一方で，寛解しない症例では，筋萎縮とそれに伴う関節拘縮，慢性的な炎症の持続に伴う皮下石灰化が出現し，経過とともに機能障害を呈することがある[5]．本邦において，JDMの死亡者数は全膠原病による死亡者の37％（第1位）を占めていた[6]．JDMの死因としてはILDによる呼吸不全が最も多かった．なお，JDMにおける悪性腫瘍の合併率はきわめて少ない．

成人DMにおける生命予後を決定する合併症は，RP-ILDもしくは悪性腫瘍である．初発患者のうち，約10％は死に至るとされている．本邦におけるPM/DM患者の5年生存率は約86％と報告されている[7]．一方，海外の報告では，5年生存率は75〜95％とさまざまである[8]．

文 献

1) Feldman BM, et al：Juvenile dermatomyositis and other idiopathic inflammatory myopathies of childhood. Lancet, 371：2201-2212, 2008
2) Rider LG, et al：Jovenile Dermatomyosites.「Textbook of Pediatric Rheumatology 7th ed」(Petty RE, et al eds), pp351-383, Elsevier, 2016
3) 小林一郎：若年性皮膚筋炎-間質性肺疾患および成人皮膚筋炎との違いを中心に-. 臨床リウマチ, 27：163-170, 2015
4) Ravelli A, et al：Long-term outcome and prognostic factors of juvenile dermatomyositis：a multinational, multicenter study of 490 patients. Arthritis Care Res (Hoboken), 62：63-72, 2010
5) 武井修治：小児皮膚筋炎の最新知見. 医学のあゆみ, 239：30-37, 2011
6) 横田俊平：小児期のリウマチ・膠原病の難治性病態の診断と治療に関する研究. 厚生労働科学研究費補助金（免疫アレルギー疾患等予防・治療研究事業）平成20年度総括研究報告書, 2009
7) Ishizuka M, et al：Long-term follow-up of 124 patients with polymyositis and dermatomyositis：Statistical analysis of prognostic factors. Mod Rheumatol, 26：115-120, 2016
8) Marie I：Morbidity and mortality in adult polymyositis and dermatomyositis. Curr Rheumatol Rep, 14：275-285, 2012

索引

数字

Ⅰ型インターフェロン（IFN） 17, 48
3剤併用療法 83
5％アルブミン製剤 93

欧文

●A〜H

ADM（amyopathic dermatomyositis） 14
Banker型 58
Brunsting型 58
B型肝炎ウイルス感染 90
CK（creatine kinase） 34
CMAS（childhood myositis assessment scale）
.... 30, 58
CyA 74, 76
Disease Activity Core Set Measure 30
DM（dermatomyositis） 14
GC（glucocorticoid） 66
GC抵抗性 86
HDM（hypomyopathic dermatomyositis） 14
HLH（hemophagocytic lymphohistiocytosis） ..105
HPS（hemophagocytic syndrome） 105
HRCT 100

●I〜M

IIM（idiopathic inflammatory myopathy） 14
ILD（interstitial lung disease） 100
IMACS（International Myositis Assessment & Clinical Studies Group） 30
IP（interstitial pneumonia） 100
IVCY（intravenous immunoglobulin） 83
IVCYの投与方法 84
JADM（juvenile amyopathic dermatomyositis） . 14
JDM（juvenile dermatomyositis） 14
JHDM（juvenile hypomyopathic dermatomyositis） 14
JIIM（juvenile IIM） 14
JPM（juvenile polymyositis） 14, 15, 29
MAC（membrane attack complex） 48
MDAAT（the myositis disease activity assessment tool） .. 58
MMF（mycophenolate mofetil） 80
MMT（manual muscle testing） 30
mPSLパルス療法 70, 71, 102

MRCスケール 30
MRI 44
MTX（methotrexate） 70, 72
MTXアレルギー 72
MUP（motor unit potential） 54
MxA（myxovirus resistance protein） 48

●P〜X

Perifascicular atrophy 48
PM（polymyositis） 14
PMX-DHP（polymyxin-B direct hemoper fusion） 92
RP-ILD（rapidly progressive interstitial lung disease）
.... 38, 100
RTX（rituximab） 89
SHARE（Single Hub and Access point for pediatric Rheumatology in Europe） 66
STIR像 44
T1強調画像 44
TNF受容体関連周期性症候群 64
TypeⅡDM 58
T細胞 17
X連鎖無ガンマグロブリン血症 64

和文

●あ行

悪性疾患 64
アザチオプリン 78
アディポサイト 109
アナフィラキシー様症状 90
安静時電位 53
異所性石灰沈着 25
異所性皮下石灰化 107
胃腸症状 81
遺伝的要因 16
インスリン抵抗性糖尿病 109
ウイルス感染 65
ウイルス性疾患 96
運動療法 117
壊死性筋炎 15
嚥下困難 29
嚥下障害 29, 59, 87

● か行

画像診断	44
活性型ビタミンD_3製剤	98
カルシニューリン阻害薬	67, 74, 76, 102
寛解	71
寛解導入期	94
環境要因	16
間質性肺炎	80, 100
間質性肺炎合併例	74
間質性肺炎非合併例	67
関節炎	112
関節病変	112
感染症	64, 79, 81, 96
感染症起因菌	96
鑑別診断	62
奇異性高頻度放電	54
キメラ型の生物学的製剤	89
逆ゴットロン徴候	23
急速進行性間質性肺炎	38, 68, 83
急速動員	54
強化	94
筋炎関連自己抗体	36
筋炎特異的自己抗体	20, 36, 38
筋原性酵素	34
筋ジストロフィー	62
筋疾患	63
筋症状	28
筋生検	48, 62
筋痛	28
筋電図検査	52
筋病理	48
筋病理所見	48
グルココルチコイド	66, 70
クレアチンキナーゼ	34
血液合併症	105
血液浄化療法	92
血管病変	17
血管リモデリング	17
血球貪食症候群	105
血漿交換療法	92
血小板減少症	105
検査項目	35
減量方法	71
抗ARS抗体	39

抗ARS症候群	50
抗cN1A抗体	41
抗HMGCR抗体	40
抗MDA5抗体	38
抗MDA5抗体陽性	113
抗Mi-2抗体	40
抗NXP2抗体	38
抗SAE抗体	41
抗SRP抗体	40
抗SRP抗体陽性壊死性ミオパチー	89
抗TIF1-γ抗体	38
抗核抗体	35
国際共同筋炎評価・臨床研究グループ	30
骨髄抑制	79, 81
骨粗鬆症	98
ゴットロン丘疹	22
ゴットロン徴候	22

● さ行

紫外線予防	119
シクロスポリン	74, 76
シクロホスファミド	83
シクロホスファミド静注パルス療法	83
自己抗体	18, 38
肢帯筋の筋力低下	28
脂肪抑制T2強調画像	44
若年性多発性筋炎	14
若年性低筋症性皮膚筋炎	14
若年性特発性関節炎	112
若年性皮膚筋炎	14
若年性無筋症性皮膚筋炎	14
重症度分類	58
消化管病変	111
消化器症状	79
小児筋炎評価尺度	30, 58
小児慢性特定疾病事業	20
心機能障害	110
針筋電図検査	53
進行性多巣性白質脳症	90
針刺入時電位	53
身体所見	29
心電図異常	110
心病変	110
腎病変	114
随意運動単位電位	53

随意収縮時活動	54
ステロイド筋症	29, 70
ステロイドパルス療法	67
性腺機能障害	84
生命予後	120
赤沈	35
線維自発電位	53
穿掘性潰瘍	26
全身浮腫	106
先天性ミオパチー	62
爪囲紅斑	24
早期動員	54
爪周囲毛細血管変化	59
搔破性皮膚炎様紅斑	24

● た行

代謝性ミオパチー	63
大量免疫グロブリン静注療法	86
タクロリムス	76
多形皮膚萎縮	26
多発性筋炎	14
蝶形紅斑	24
治療	67
治療アルゴリズム	67
治療抵抗性	78
治療導入法	68
治療の減量・強化	94
治療薬の減量	94
低アルブミン血症	93
低カルシウム血症	93
低筋症性皮膚筋炎	14
低振幅・短持続時間	54
電気生理学検査	52
登攀性起立	28
特発性炎症性筋疾患	14
徒手筋力テスト	30

● な行

内服での治療開始	70
内分泌疾患	63
中條・西村症候群	64
難治抵抗例	74

● は行

肺高分解能CT（HRCT）	100
非炎症性筋疾患	62
微小梗塞	48
ビスホスホネート製剤	99
皮膚潰瘍	26, 59
皮膚筋炎	14
病因	16
病態生理	16
封入体筋炎	15
不整脈	110
プレドニゾロン	70
ヘリオトロープ疹	22
ポイキロデルマ	26

● ま行

膜攻撃複合体	48
マクロファージ	17
ミオグロビン	35
ミオパチー	89
ミクソウイルス抵抗タンパク質A	48
ミコフェノール酸モフェチル	80
無筋症性皮膚筋炎	14
無菌性髄膜炎	87
鞭打ち様紅斑	24
メカニクスハンド	23
メチルプレドニゾロン	70
メトトレキサート	72
免疫介在性壊死性ミオパチー	50
免疫抑制薬	67

● や〜わ行

陽性鋭波	53
予後	120
予防接種	116
リツキシマブ	89
リハビリテーション	117
リポジストロフィー	109
ワクチン接種	116

若年性皮膚筋炎（JDM）診療の手引き 2018年版

2018年5月15日 第1刷発行	編集　厚生労働科学研究費補助金 難治性疾患等政策研究事業 若年性特発性関節炎を主とした小児リウマチ性疾患の診断基準・重症度分類の標準化とエビデンスに基づいたガイドラインの策定に関する研究班 若年性皮膚筋炎分担班
	協力　日本小児リウマチ学会，日本リウマチ学会
	発行人　一戸裕子
	発行所　株式会社 羊 土 社
	〒101-0052
	東京都千代田区神田小川町2-5-1
	TEL　03（5282）1211
	FAX　03（5282）1212
	E-mail　eigyo@yodosha.co.jp
	URL　www.yodosha.co.jp/
ⓒ一般社団法人日本リウマチ学会, 2018 Printed in Japan	
ISBN978-4-7581-1835-4	印刷所　株式会社平河工業社

本書の複写にかかる複製，上映，譲渡，公衆送信（送信可能化を含む）の各権利は（株）羊土社が管理の委託を受けています．
本書を無断で複製する行為（コピー，スキャン，デジタルデータ化など）は，著作権法上での限られた例外（「私的使用のための複製」など）を除き禁じられています．研究活動，診療を含み業務上使用する目的で上記の行為を行うことは大学，病院，企業などにおける内部的な利用であっても，私的使用には該当せず，違法です．また私的使用のためであっても，代行業者等の第三者に依頼して上記の行為を行うことは違法となります．

JCOPY ＜（社）出版者著作権管理機構　委託出版物＞
本書の無断複写は著作権法上での例外を除き禁じられています．複写される場合は，そのつど事前に，（社）出版者著作権管理機構（TEL 03-3513-6969，FAX 03-3513-6979，e-mail：info@jcopy.or.jp）の許諾を得てください．

小児膠原病診療の手引き　刊行書籍のご案内

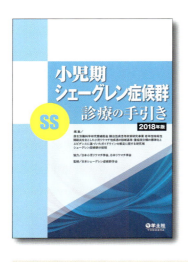

小児期シェーグレン症候群（SS）診療の手引き　2018年版

編集／厚生労働科学研究費補助金 難治性疾患等政策研究事業 若年性特発性関節炎を主とした小児リウマチ性疾患の診断基準・重症度分類の標準化とエビデンスに基づいたガイドラインの策定に関する研究班 シェーグレン症候群分担班

協力／日本小児リウマチ学会，日本リウマチ学会

監修／日本シェーグレン症候群学会

- 定価（本体2,200円＋税）　■ A4判　■ 62頁
- ISBN 978-4-7581-1836-1

目次

- 第1章　はじめに～シェーグレン症候群とは
- 第2章　分類基準
- 第3章　疫学
- 第4章　病因・病態
- 第5章　診断
- 第6章　治療
- 第7章　管理

Appendix
　ESSPRI & ESSDAI 日本語改定版

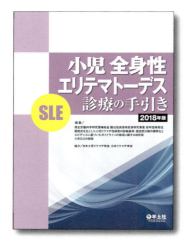

小児全身性エリテマトーデス（SLE）診療の手引き　2018年版

編集／厚生労働科学研究費補助金 難治性疾患等政策研究事業 若年性特発性関節炎を主とした小児リウマチ性疾患の診断基準・重症度分類の標準化とエビデンスに基づいたガイドラインの策定に関する研究班 小児SLE分担班

協力／日本小児リウマチ学会，日本リウマチ学会

- 定価（本体2,200円＋税）　■ A4判　■ 53頁
- ISBN 978-4-7581-1837-8

目次

小児SLE診療の手引き2018年版の成り立ち
- 第1章　診断と病態把握
- 第2章　治療施設の検討
- 第3章　治療
- 第4章　寛解期の診療
- 第5章　治療手順
- 第6章　患児とその家族への説明

Appendix
1. 小児SLEの皮膚症状
2. 神経精神SLE（NP-SLE）の分類と診断
3. 抗リン脂質抗体陽性SLEの治療